大人のADD

慢性的な注意欠陥を克服するメソッド

きっと上手くいく
10の解決法シリーズ

ステファニー・モールトン・サーキス［著］　中里京子［訳］
監修／大野 裕

創元社

きっと上手くいく
10の解決法シリーズ

大人のADD

慢性的な注意欠陥を克服するメソッド

本書を私のすべてのクライアントと患者の皆様に捧げます。皆様の力強さには常に感銘を受けています。ＡＤＤについて最も多くのことを教えてくださったのも皆様です。

謝辞

支援、助力、忠告を与えてくれた、イライアス・サーキス医師に感謝の意を表します。フィードバックと支援を与えてくれた、ニュー・ハービンジャー・パブリケーションズの編集者、メリッサ・カークとヘザー・ミッチナー、および原稿整理編集者のジェシカ・ビービにも御礼申し上げます。私を支えてくれたジャニス・モールトン、クロード・モールトン、ウィリアム・モールトン、ヘンリー・サーキス、イヴォンヌ・サーキス、ダニエル・サーキス、トービイ・サーキス、ルーシー・サーキスに感謝しております。また、本書を世に出すことを可能にしてくれた臨床家諸氏の研究と支援に対し、感謝申し上げます。

10 simple solutions to adult ADD
by Stephanie Moulton Sarkis

監修者による序文

慶應義塾大学保健管理センター　大野　裕

片づけられない、集中力が続かずすぐに気が散る、探し物が見つけられない。

こうしたことのために毎日の生活で苦労している人は少なくないのではないでしょうか。もしかすると、それは注意欠陥障害（ＡＤＤ）のためかもしれません。

注意欠陥障害というのは、注意力を自分で上手にコントロールできない状態が慢性的に続いて困った状況から抜け出せなくなった場合につけられる診断名です。最近では、落ち着かない、じっと座っていられない、むやみに走り回る、などの動きの多さも同じ範疇に含まれると考えられて、専門的には注意欠陥／多動性障害と呼ばれるようになっています。

こうした状態は、一般的には子ども時代に多く、大人になると消えてくることが多いのですが、大人になっても続くことが少なからずあります。本書では、そうした成人の注意欠陥障害への対処の仕方について、わかりやすく簡潔に説明されていています。

でも、片づけられない、注意力が続かない、じっと座っているのが苦手、といった状態は、程度の差はあっても、誰でも体験することではないでしょうか。「それを病気と言われても…」と、戸惑う人は少なくないと思います。じつは、私も、本書で紹介されているADDの人が直面する問題に、「そうそう、自分にもある」と思いながら読んだ一人です。

そうしたことを考えると、ADDの症状は特別なものではないことがわかります。そして、それだけに、この本に紹介されている方法は、ADDを持つ人に限らず、だれにでもすぐに役に立つものです。なくしものの多い人、時間管理や金銭管理が苦手な人、セルフケアや就職、人間関係にトラブルを抱えている人など、多くの人に役に立ちます。

その一方で、ADDは、つらくて治療が必要になる精神疾患でもあります。ADD特有の状態のためにひどくつらい思いをしたり、日常生活のなかでさまざまな支障を体験したりするようになるからです。

そうした症状に対しては、第10章で紹介されているような、薬物療法が必要になることもあります。本書で紹介されている薬物療法は、わが国では小児や思春期のＡＤＤを持つ人には使えるものもあります。しかし、残念ながら、成人のＡＤＤに対しては使うことができません。主治医の先生と相談しながら、症状に合わせて適切な薬剤を選んでいっていただきたいと思います。

薬剤を利用するかどうかは別にして、本書で紹介されている対処法は、年齢を問わずＡＤＤを持つ人はもちろん、多くの人にきっと役に立つと思います。どうぞ本書を上手に活用してください。

目次

〔編註〕邦訳にあたり、日本の事情と合わない記述には、原書の価値を損ねない範囲で適宜割愛、文章や構成の改変を加えた部分があります。また本文中、*は訳者による註を表します。

はじめに

あなたは、よく物をなくしませんか？　人の話に割りこむことがありませんか？　しょっちゅう物忘れしませんか？　こういったことはだれにでもあることですが、注意欠陥性障害（ＡＤＤ）を抱える人は、ふつうの人よりずっと多い頻度で、日々このような問題に直面しています。

本書は、最近ＡＤＤの診断を下された人、または自分にＡＤＤがあるのではないかと疑っている人たちのために書かれたものです。とはいえ、ＡＤＤがあることがすでにわかっている人も、よく遭遇するやっかいな問題解決のヒントを得ることができるでしょう。本書はＡＤＤという問題自体に関する詳細な説明は避け、実際に役立つヒントを紹介することに的を絞っています。

本書の使い方

本書に記載した解決策を実行したからといって、ＡＤＤが治るわけではありません。でも、このような解決策を実行することで、あなたの人生は今よりずっとすごしやすいものになるはずです。ＡＤＤがある人には、何かが変化するとうろたえてしまう傾向があります。ですから、まず解決策をひとつ選んだら、それがうまくいくかどうか様子をみてください。もしうまくいけばしめたものです！　最初に試した解決策が自分のライフスタイルに定着したと思えたら、他の解決策にもチャレンジしてみましょう。

本書を一度に読み通す必要はありません。ＡＤＤの人の中には、長時間にわたって本を読むのが苦手の人もいます。また、自分のニーズにあった一部の情報だけを拾い読みしてもかまいません。各章の最後には、エクササイズがあり、ＡＤＤが自分の人生に与えている影響を詳しくつかむことができます。エクササイズは、人生をもっと楽にするための計画に微調整を加えるときも役立ちます。

本書の概要

まず、本書で扱うことがらから見てみましょう。第1章では、ADDの症状、ADDに関する誤解、およびADDの事実について概観します。第2章では、物があふれた状態を改善するための対策について述べ、もっと整理整とんされた生活が送れるようあなたを導きます。第3章では、物をなくさないようにするためのシステムを作り出す手助けをします。第4章では、ADDの人に適した時間管理法について説明します。第5章では、金銭管理における問題への対処法について考えます。第6章では、健全な心身を保つための方法について説明します。第7章では、ADDの人に適した職業について考えます。ADDは人づき合いにおけるさまざまな局面に問題をきたすことがあるため、第8章では、よりよいソーシャルスキルを身につける方法について解説します。第9章では、恋人間や夫婦間の人間関係を向上させるテクニックを学びます。第10章では、ADDの治療薬として効果があることが判明している薬剤について説明します。

第1章　ADDとは

シュンスケは、また会社に遅刻してしまいました。車のカギをどこに置いたか覚えていなかったので、探すのに時間がかかったのです。それに、やっとカギが見つかったときには、前の晩から車内灯をつけっぱなしにしておいたせいで、車が動きませんでした。きょうは大事なプレゼンテーションがある日でした。でも、あいにくパソコンがクラッシュし、強制終了したときにファイルが消えてしまいました。バックアップはとってありませんでした。今朝、会社のビルにたどりついたときも、前を見ないで歩いていたため人にぶつかり、相手にコーヒーをかけてしまいました。今朝は寝不足です。その理由はきのうの夜、「あなたは私の話をちっとも聞かない」と妻が言い出し、口論になったためです。妻は、シュンスケが仕事帰りに卵と牛乳を買って帰る約束を忘れたことにも腹を立てていました。

ミカはスタッフ会議で、また恥ずかしい思いをしました。明日の休みに何をしようかと思いをめぐらせていたとき、「君は、タツヤの意見をどう思うかね？」と上司にたずねられたのです。タツヤの話はまったく耳に入っていませんでした。退屈な会議には30分と集中できないからです。ミカはすっかり狼狽《ろうばい》してしまいました。どうしていつもこんな思いをしなければならないのでしょう。

この二人、どこかあなたに似ていませんか？

ADDとは？

アメリカでは、全成人の約4％もの人がADDを抱えています（*Wender, Wolf, and Wasserstein 2001*）。ADDは、ADHD（注意欠陥／多動性障害）と呼ばれることもあります。読者のみなさんは、もう実感していることと思いますが、ADDの影響は、職場から、家庭、交友関係まで、人生のあらゆる局面におよびます。

ADDがあると、どういうことになるのでしょう？　次に示すのは、代表的な症例です。

- 気分にむらがある
- 薬物を乱用する
- 予定をつめこみすぎる
- 「やること」リストをやたらに作るが、まったく実行しない
- しょっちゅうスピード違反でつかまる
- 自分の可能性を最大限に生かせていないと感じている
- やるべき事をいつも先延ばしにする
- 衝動的に危険を冒す

・プロジェクトがやりとげられない
・しょっちゅう物をなくす
・すぐにかっとなる
・整理整とんができない
・何度も結婚と離婚を繰り返す
・突然、仕事を辞める
・ひんぱんに職場を変える
・友人がいない
・金銭管理が苦手
・自尊心が低い
・能力以下の仕事をしている
・渋滞が大嫌いなので、遠回りしてでも避ける
・人の話に割りこむ

ＡＤＤのある大人は、子どものころに小児のＡＤＤがあると診断を下されていることがほとんどですが、必ずしもすべての人がそうだとは限りません。

ＡＤＤはネガティブなことばかりではない、と聞くと、驚く人もいるかもしれません。けれども、ＡＤＤには確かにポジティブな面があり、あなたにもそんな面が必ずあるはずなのです。ＡＤＤの人のポジティブな特徴には、次のようなものがあります。

・創造力が豊か
・一度に複数のことを効果的にやりとげられる
・ユーモアのセンスがある
・手が器用
・敵意やうらみを、さらっと水に流すことができる
・既成観念にとらわれずにものごとを考えることができる
・興味のあることにとことん熱中する意欲が持てる

ＡＤＤのあらわれ方は、人それぞれ違います。ある人の最大の問題は、人の話に割りこ

むくせかもしれませんし、またある人の問題は物をなくすくせかもしれません。ひとりでさまざまなADD特有の問題を抱えることもあります。さらには、ある状況下でものごとがうまくこなせなかった人が、しばらくたつと同じ状況下でうまくやりこなせるようになったり、また反対に、やりこなせていたことができなくなったりすることもあります。たとえば、ある学生は、前学期の成績は5段階評価で2と3と4と5だったのに、次の学期にはオール5だった、ということがありました。このような一貫性のない変化は家族や友人をとまどわせますし、何よりも、ADDを抱える本人をうろたえさせます。

ADDの症状は、人生に多くの問題をつきつけます。どんな人でも、そういった症状のいくらかは身に覚えがあるものですが、ADDの人は、このような症状のほとんどをいつも抱えながら暮らしているのです。大人のADDは、仕事をやりとげたり、家族とうまくやったり、長続きする友情をはぐくむ能力などをそこないます。次のリストに思いあたるものがあったとしたら、ADDがあなたの人生に問題を引き起こしていることがわかるでしょう。

・集中力が続かない、整理ができないなどの理由で、職場を解雇された

・職務をやりとげることができなかったため、職場で注意された
・恋人から、専門家に相談すべきだと強く言われている
・長続きする友情がなかなか築けない
・職場でかっとなってしまって、叱責された
・家族やルームメイトとうまくやっていけない
・薬物乱用の問題を抱えている
・逮捕歴や度重なるスピード違反などの法的問題を抱えている
・思わしい成績が上げられないため、自尊心が低かったり、うつになったりしている
・整理ができないため、時間とお金を浪費している
・税金を期限内に払わなかったので、税務署ともめている
・請求金額を期限内に支払わないことがあり、遅延料金を請求される
・金銭管理が乱雑だったので、破産宣告をしなければならなかった
・自分の人生には生きる目的などない、絶望的だと感じている

ADDに対する誤解

ADDとは実のところ、注意が払えないという障害ではありません。ADDがあっても注意を払うことはできますし、とりわけ、興味をひかれることには熱中できます。でも、ADDの人の脳は、注意をひとつのことに対して保ち続けることが苦手なのです。

ADDは脳の前頭葉に影響を与えます。前頭葉は、ちょうど企業の重役と同じような仕事をつかさどっています。つまり、情報を整理し、決定を下し、情報を伝達し、それを保管し、すべてのことがあるべき姿で機能しているよう常に監督しているのです。こういった遂行機能が損なわれると、物忘れ、物を紛失する傾向、他人の話に割りこむくせ、そして気分のむらさえ引き起こすことになりかねません。

ADDは成長するにしたがってなくなるものだと、一般に信じられていますが、これは誤りです。ADDを抱える子どもたちの約3分の2には、大人になってもADDの問題が残ります（*Barkley et al. 2002*）。ADD特有の行動のあらわれ方こそ子どものころとは違うかもしれませんが、やはり人生に問題をもたらすことには変わりありません。たとえば、過度に走り回っていた子が、落ち着きのなさを心の中に抱える大人に育つかもしれませんし、遊んでいるときに順番を守れなかった子が、信号が変わるのを待てない大人になることもあります。

ＡＤＤの調査や研究は、過去20年ほどの間に、飛躍的に進みました。今ではＡＤＤは、遺伝的な背景をもち、その影響を受ける障害として医学的に認知されています。もちろん、どのような障害でもそうですが、誤ってＡＤＤと診断される人もいないわけではありません。ではありますが、ＡＤＤなのに、そう診断されていない人たちの数のほうが、ＡＤＤと誤診された人の数をはるかに上回っています。

ＡＤＤの原因

なぜＡＤＤの原因について語ることが大事なのでしょう？　それは、ＡＤＤが生物学的な問題だとわかれば、ＡＤＤをもっているために抱いている罪悪感や自己否定の程度が軽くなるからです。ＡＤＤはモラルの低さによって引き起こされるものではありませんし（１９００年代初頭、ＡＤＤは欲求をコントロールできない障害であるとみなされていました）、かたよった食事の結果でもありません。また、親の子育ての失敗が生み出した結果でもありません。それにもかかわらず、ＡＤＤの子どもを抱える親の多くが、自分の育て方に問題があったに違いないと自分を責めています。もっと子どもを厳しくしつければ、まっとうに育つはずなのに、と非難されることもあります。

ＡＤＤは高度に遺伝的な問題です。つまりＡＤＤは、遺伝子によって親から受け継がれたものなのです。あなたがＡＤＤである場合、両親のいずれかがＡＤＤである可能性は50％にもおよびます（*Pary et al. 2002*）。つまり、両親のどちらか、あるいは両方がＡＤＤの遺伝子を持っているはずなのです。あなたの家族や親類に、注意欠陥の障害を持つ人がいませんか？　家系を調べてみることは、ＡＤＤの遺伝的な要因に目を向けるのに役立ちます。本章最後のエクササイズによって、ぜひ調べてみてください。

ＡＤＤは生物学的な要因によっても引き起こされます。ＡＤＤの人の脳の構造には、他の人と違うところがある場合があります。脳内のドーパミンと呼ばれる化学物質の濃度が低いことがあるのです。でも、中枢神経刺激薬のような薬剤を使えば、脳内のドーパミンのレベルを正常なレベルに改善することができます。薬剤に関する説明については、第10章をお読みください。

環境はＡＤＤの症状をよくも悪くもします。もし会議中に室内を歩き回ることが許されるなら、ＡＤＤの人は、会議によりよく集中できるでしょう。このように、環境を変えれば、もっと上手にＡＤＤとつきあうことができるようになります。身の回りの環境をもっとＡＤＤに適したものにする方法については後述します。

エクササイズ▼ＡＤＤの家系図を作ろう

大きな紙に、家系図を書きます。

それぞれの人が、ＡＤＤを抱えていたか、または抱えていただろうと思えたら、名前の下にＡＤＤと書きこみましょう。このとき、かつてＡＤＤは今ほどよく知られた問題ではなかったという事実を思い出してください。ＡＤＤの症状があったけれども、診断されなかったということもあります。

次に、薬物やアルコール依存症にかかっていた人をチェックします。ＡＤＤの人は依存症にかかりやすい人が多いため、薬物依存やアルコール依存症は、ＡＤＤの兆候だったのかもしれません。

あまりよく知らない人については、家族に聞いてみましょう。

この家系図を作成したら、次のことについて考えてみましょう。

- 家系図にあらわれたＡＤＤのパターンについて、なにか気づいたことがありますか？
- 家系図にあらわれた薬物またはアルコール依存症のパターンについて、気づいたことがありますか？
- ＡＤＤの人と依存症の人は同一人物ですか？
- あなたの家族には風変わりな人がいますか？　もしいるとすれば、その人は常軌を逸するような行動をとりますか？
- あなたの家族に学習障害を持つ人はいますか？　ＡＤＤを持つ人に学習障害があらわれる頻度は、一般の人よりも高くなっています。

この結果について、家族と話してみましょう。ＡＤＤには遺伝的な面もあるため、きっと血縁関係の親族にこの問題を持っている人が見つかるでしょう。

左に示すのは、家系図の一例です。

本章では、ＡＤＤの原因について学びました。また、ＡＤＤに対する誤解と真実についても学びました。次の章では、「物があふれている状態」を整理して、すっきりした生活をおくる方法について考えます。

<家系図の一例>

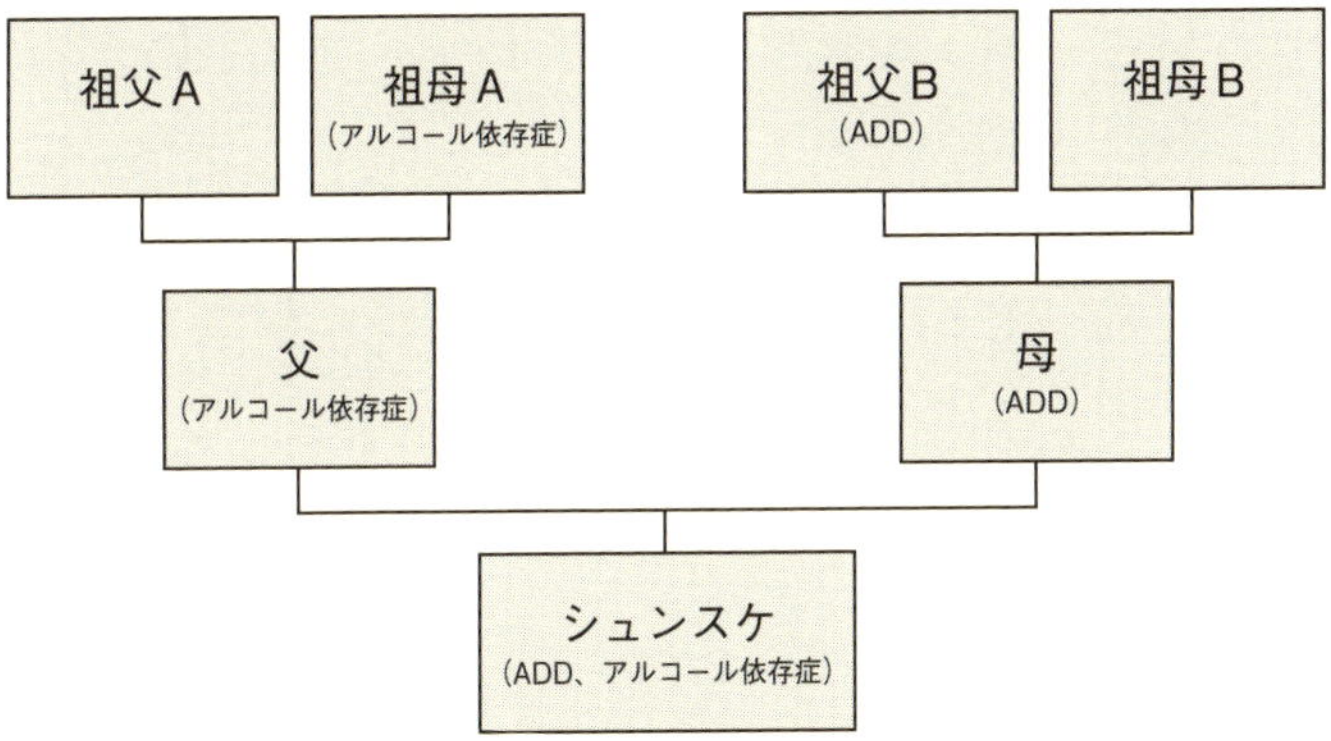
祖父A
祖母A
（アルコール依存症）
祖父B
（ADD）
祖母B
父
（アルコール依存症）
母
（ADD）
シュンスケ
（ADD、アルコール依存症）

第2章 物があふれている状態をすっきりさせよう

「物があふれている」という状態を正確に定義するのは難しいかもしれませんが、ひと目見ればなんのことだかわかるでしょう。使わないのにずっと置きっぱなしで机のスペースを占領している物、どうしていいかわからないのでオフィスの床の上に置いてある紙類……。家や仕事場が物であふれていると、そういったものに圧倒されてしまって生産性が落ちます。本章では、あふれている物をすっきりさせる、ＡＤＤの人向きの整理整とん術について考えてみましょう。

自分のペースでやる

ＡＤＤの人は、一度に何でもやろうとして疲れてしまいがちです。こうなると燃え尽きてしまい、整理整とん作業を避けるはめに陥ってしまいます。うまくやるカギは、自分のペースでやること。あふれている物をかたづけるのは、マラソンではなく、短距離走を繰り返すようなものだと考えてみてください。一度にかたづけるのは、引出しひとつ、机や棚の上一箇所にし、時間も限りましょう。

かたづけるときは、タイマーを20分にセットし、タイマーが鳴ったら作業を止めます。「あともうひとつだけ」という罠にはまらないように気をつけてください。休みをとって、それまでの作業を成しとげた自分をねぎらいましょう。

「整理のサポーター」を頼む

整理のサポーターとは、書類の整理や請求書の支払いなどのかたづけ作業をするときに手伝ってくれる友人、家族や同僚などのことです。ＡＤＤを抱える人のなかには、やる気を起こすのは難しいけれども作業自体にはかなり集中できるという人もいれば、やる気を起こすのも作業に集中するのも難しいという人もいます。整理のサポーターの力をどれぐらい必要とするかは、あなたのADDの程度、生活のスタイル、ものごとを整理する能力、これからやろうとする作業によって異なります。

プランA

プランAは、整理のサポーターに同じ部屋についてもらうけれども、作業はひとりでやるという方法です。そばにだれかがいるだけで集中しやすくなることがあります。たとえば、あなたが書類の仕分けをしているときに、整理のサポーターも同じ部屋について他のことをしている、というような状況です。プランAは、整理作業にちょっと助けが必要だけれども、どのようにかたづけたいかは、はっきりわかっているという人に向いています。

プランB

プランBは、整理のサポーターに作業を手伝ってもらうけれども、アドバイスや指示まではうけないという方法です。書類の仕分けをする場合、あなたが書類を選び、サポーターに渡して、指示した場所に置いてもらいます。整理のサポーターには、箱に名前を書いたり、ゴミ袋を用意したりするような作業をしてもらい、あなたがより効率的にかたづけ作業ができるよう支援してもらいます。たとえば、タンスの整理をするところで、あなたは、もういらない洋服を、地元の施設に寄付したいと思っているとしましょう。この場合、あなたは整理のサポーターに「施設」という名前をつけた箱を作ってもらいます。いらない洋服を見つけたら、サポーターに手渡して、箱の中に入れてもらいます。こうすれば気を散らさずに、手早く作業が行えます。プランBは、どうやって整理したいかある程度わかっているけれども、気が散りやすい人に向いています。

プランC

プランCでは、整理のサポーターが積極的に整理作業に加わります。サポーターは、仕分けのしかたを提案し、本当にとっておきたいかどうかあなたにひとつひとつ確かめ、気が散ったときには作業に注意を引き戻してくれます。たとえば、台所の引出しの整理をするとしましょう。整理のサポーターはひとつひとつ品物を取り出し、とっておきたいか、捨てたいか、誰かにあげたいか、と確かめたあと、それぞれの山を作っていきます。あなたは品物に手を触れる必要もありません。この方法をとれば、気が散ったり、品物を捨てるべきか迷ったりすることが少なくてすみます。このプランは、整理のしかたがわからない人、そしてひんぱんに気が散ってしまう人に向いています。

作業内容によっては、どうしたいかはっきりした考えを持っていることもあるでしょう。そんなときは、プランAかプランBを使うといいでしょう。でも、どこから手をつけたらよいかもわからないような作業の場合は、プランCを使いましょう。作業に応じて、異なるレベルで整理のサポーターの力を借りることがコツです。

作業をはじめる前には、整理のサポーターに、どの程度まで手伝ってもらいたいのか伝えましょう。こうすれば、お互いに何をすべきかがはっきりして、イライラすることもなくなり、作業効率も上がります。

整理のサポーターの探し方

整理のサポーターを探すときは、ADDを抱えていない友人、家族、同僚などで、あなたを手伝う時間的余裕がある人を念頭に置いてください。次のような人が最適です。

・きちんとしている人
・がまん強い人
・あなたのADDと、整理する能力がないという事実を受け入れている人
・あなたがイライラしたり、疲れきったりしているときをわかってくれる人
・時間の管理が上手な人
・人の話を聞くのが上手な人

もし、整理のサポーターに適した友人や家族がいない場合は、プロのサポーターを雇うこともできます。この場合は、あなたがずっと物をちらかしてきたことの原因がADDにあることを理解してもらいましょう。以前にADDの人の仕事をした経験があるかどうかたずねてみるのもいいでしょう。整理のサポーターとなる人は、考え方が柔軟で、さまざまなかたづけのスタイルに合わせて仕事ができる人でなければなりません。とはいえ、自分にとって一番いい方法を知っているのはあなた自身であることを忘れないでください。

整理のサポーターへのお礼

整理のサポーターにお礼をする方法は、あなたとサポーターそれぞれとの関係によって異なります。もし整理のサポーターが仕事上の関係の人だったら、きちんとお礼を渡すのがいいかもしれません。プロのサポーターには、必ず報酬を金銭の形で支払うことが必要です。

サポーターが個人的なつながりの人だったら、互いに助け合ってお返しするのも一案です。たとえば、かたづけを手伝ってもらったのと同じだけの時間、家の修理など、あなたが得意なことをお返しにやってあげるというものです。このような場合は、かたづけを手伝ってもらう前に、お互いに何について助け合うのか取り決めておきましょう。サポーターはあなたを助けるために多くの時間と努力を払ってくれるのですから、どのような形であれ、何らかのお礼をすることはとても大切なことです。

視覚的ストレスを減らす

物があふれている状態は「視覚的ストレス」を引き起こします。つまり自分の身の回りにあふれている刺激に圧倒されてしまい、混乱が生じて、やる気が失せてしまうのです。物が多すぎる状態を根本からなくすのが理想的ではありますが、これはADDの人にとっては必ずしも現実的な解決策とはいえません。物があふれている状態を隠してしまうというのが、視覚的ストレスを軽減する最もてっとり早い方法です。居間に大きな空の箱を用意しましょう。そして、突然の来客がきたら、ちらかった物を箱の中に入れてしまいましょう。そのとき覚えておくべきことは、そこにあった物を箱の中に入れた、という事実だけでかまいません。また、いつも使わない物をしまってドアが閉められる壁面ユニットのような家具を備えるのもいいでしょう。壁のユニットや棚のドアを閉めるだけで、家の中の視覚的ストレスを軽減することができます。あふれている物が視界から「消えて」しまえば、圧迫感は減るはずです。

物を使用するうえでの鉄則

もうこれ以上は使わない物をとっておいても、むだな場所をとるうえ、結局は傷ついたり壊れたりしてしまいます。家の中にある物に目をやってみてください。1年以上使っていない物がありませんか？　他の人にあげれば、有効に活用してもらえる物はありませんか？　使っていない物をゆずることは、相手だけでなく、自分をも助けることになります。それに、その品物自体も再び活躍することができます。

風水を活用する

「風水術」とは、古来から中国に伝わる配置に関する学問です。風水術の根底にあるものは、生命のエネルギー、すなわち「気」です。「気」は体のまわりに存在していますが、その流れが妨げられると、ゆううつや不安になったり、ついには体調をくずしたりすることさえあります。風水の原理を使えば、気がよく流れるような生活空間に変えることができます。気の流れがよくなれば、健康、家計、人間関係などが向上します。

風水の根底を成す原理に疑念を抱く方もいるでしょうが、その実践的なコツは面白いものですし、あふれている物を減らす上でとても効果があります。そのため、風水はＡＤＤの人が楽しく整理を行うことができる、知的好奇心をそそる方法と言えるでしょう。風水の原理は、身の回りの混乱を減らし、心の平和を得やすくしてくれるので、集中力を高めるのに役立ちます。風水はまた、自分のいる環境からより多くの安らぎが得られるようにしてくれます。

風水の原理のひとつに、物があふれている状態は、ものごとを手放して新しいことに向かうエネルギーを妨げるという考えがあります。身の回りに物があふれていると気がスムーズに流れないため、固定された生活から抜け出せないように感じてしまうのです。机や床の表面をかたづけることは、身の回りにあふれる物をすっきりさせ、整理作業を進めるための第一歩となるでしょう。

仕分けのためにファイブ・ボックス法を活用する

あふれている物をかたづけると考えるだけで、動揺してしまう人もいるかもしれません。引出しひとつを見ても、誰かに返さなければならない物、寄付しなければならない物、他の部屋にしまうべき物など、さまざまな物でいっぱいです。あふれた物を簡単に整理する方法などあるのでしょうか？　その答えは、あふれた物をすっきりさせるファイブ・ボックス法です。整理方法が簡単であればあるほど、実行できる可能性も高くなります。まず、大きな箱を4つ、大きなゴミ袋をひとつ、油性ペンを1本用意してください。

1番目の箱に、「要修理品」と書きます。この箱に、今は故障しているけれども、修理すれば使える物を入れます。箱に入れる前に、それがはたして修理にかかる時間と金額に見合うものであるかどうか考えてください。

2番目の箱には、「寄贈品」と書きます。この箱には、チャリティ団体や家族や友人などにあげたほうが有効に使ってもらえると思える品物を入れます。

3番目の箱には、「保存」と書きます。この箱には、そのままで使える状態で、過去1年以内に使用した物を入れます。この箱にはまた、思い出のある品物も入れます。

4番目の箱には、「ペンディング」と書きます。この箱には、とっておくべきかどうか決めかねる物を入れます。この箱は1年間とっておきます。もし1年間たっても使用していなかったら、その品物はおそらくあなたにとって必要のない物でしょう。

5番目の「箱」とは、実はゴミ袋のことです。この袋には、壊れていたり、修理不能だったり、自分にも他の人にも価値のない物を入れます。袋がいっぱいになったら、ゴミ置き場に持っていきましょう。

身の回りの物を、この5つの箱に仕分けしましょう。できる限りよく考えると同時に、なるべくさっさと仕分けするようつとめましょう。ひとつひとつにこだわると、なかなか手放せなくなってしまいます。

書類の整理

書類はあっという間にたまり、手がつけられなくなってしまいます。でも、書類という怪物をやっつけるよい方法があります。車輪のついたファイル用の箱（フォルダー・ボックス）を買うのです。椅子からわざわざ立ち上がって棚に行くよりも、車輪のついた棚を自分のそばに引っぱってきたほうが、実際に仕分け作業にとりかかれる可能性は高くなります。ハンギングファイル・フォルダーも買ってきて、次のラベルを貼り、この箱に入れましょう。

「読むべし」　このフォルダーには、これから読もうと思っている記事や書類を入れます。何か予約していることに出かけるとき、待たされる可能性があるようなら、このフォルダーを持っていきましょう。少しの待ち時間でも、驚くほどの量の書類が読めるものです。

「ファイルすべし」　このフォルダーには、法的書類、保証書、領収書など、将来必要になる可能性のある書類を入れます。このフォルダーの書類は、日を決めて、毎月必ずチェックするようにしましょう。これを行わないと、フォルダーがすぐにいっぱいになってしまいます。1度に少しずつやるほうが、結果的には成果があがります。

「行動すべし」　このフォルダーには、請求書など、すぐに行動を起こすことが必要な書類を入れます。

「譲るべし」　このフォルダーには、他の人に役に立ったり、他の人の興味を引いたりするだろうと思われる記事や書類を入れます。

「ペンディング」　このフォルダーには、とっておく必要があるかどうか決めかねる書類を入れます。

1か月に1度、フォルダー・ボックスの中身を点検しましょう。まず「ペンディング」フォルダーをチェックします。中に入っている書類を過去1か月間利用しましたか? もしそうでなければ、他のフォルダーに仕分けするか、破棄しましょう。「ゆずるべし」フォルダーに残っている物はありませんか? そうだったら、郵送して、家の外に出してしまいましょう。「行動すべし」フォルダーには何か残っていますか? そうだったら、今日のうちに行動するか、他のフォルダーに仕分けするか、捨ててしまいましょう。もしこれから数か月の間に必要になる書類がある場合は、本章の続きを読んで、そういった書類をさっと見つける方法を学びましょう。

大事な書類をさっとさがし出す方法

必要なときに目的の書類がさっと出てくれれば、時間も節約できますし、イライラしなくてもすみます。こうするには、蛇腹状のインデックス付き仕切りフォルダーをふたつ購入しましょう。ひとつはあらかじめ1か月分の日付がラベルに記入されているもの、もうひとつは1年の各月がラベルに記入されているもの。入手できなければ、タックシー

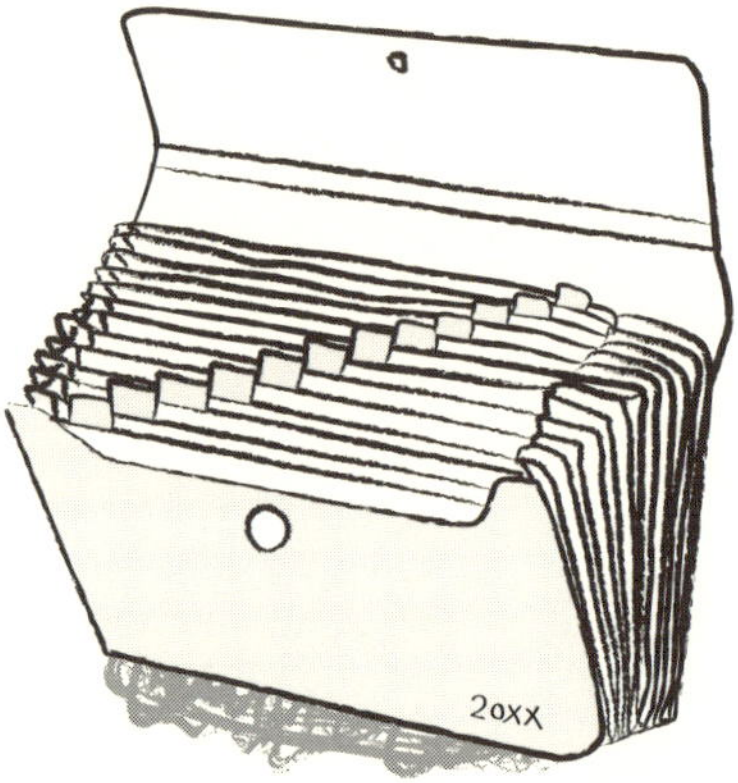

ルをつかって、フォルダーを改造しましょう。1か月分の日付のあるフォルダーは、今月必要になる書類を入れるために使います。たとえば、次の土曜日に何かクーポンが必要になるとしたら、次の土曜日の日付のファイルにクーポンを入れておきます。各月別のフォルダーは、これからの1年間に必要になる書類です。もし2か月先のパーティに呼ばれているなら、その月のファイルに招待状を入れておきます。毎月のおわりに、両方のフォルダーの中身を再点検しましょう。もしその月のフォルダーに残っているものがあったら、翌月のフォルダーに移すか、もういらないものであれば、捨ててしまいましょう。

ひとつ買ったら、ひとつ手放す

何か品物を買ったら、すでに持っている似た品物を寄付するか捨てるかしましょう。たとえば、新しい本を買ったら、すでにある本を近所の図書館や地元の学校の図書館に寄付します。こうすれば、自分の家が物であふれかえる状況を避けることができます。これは また、長い目でみれば、作業時間を減らすことにもつながります。

物があふれる元を断つ

家庭内にあふれる物は、あっという間に手がつけられなくなってしまいます。まるで、雪の玉が斜面を転がるように、時間とともにどんどん膨れ上がります。あふれる物を減らす最良の方法のひとつは、それを元から断つことです。

新聞購読をやめる

新聞紙は物をあふれさせる元凶です。幸運なことに、今では、ニュースはインターネットですぐ読むことができます。インターネットを使えば、新聞の紙面にあふれる多くの記事に圧倒されずに、自分が読みたい記事をすぐに選び出せるでしょう。購読している新聞がオンライン版を無償で提供している場合さえあります。新聞購読をやめることは、費用の節約とあふれる物の軽減を達成する一石二鳥の解決策です。

図書館を利用する

二度と読まない本や二度と聴かないＣＤを買うかわりに、地元の図書館に行って、タダで借りられないか調べてみましょう。図書館はあなたが支払っている税金で運営されているのですから、投資の元をとりましょう。図書館を利用すれば、費用が節約できるだけでなく、ほこりが積もる本も減らすことができます。

オンラインの請求書や残高照会のサービスに登録する

電子メールによる請求書送付やインターネット上での支払いを受けつける企業はたくさんあります。なかには、インターネットを利用した支払いに切りかえる利用者に特典を付与しているところまであります。電子請求書決済に切りかえれば、郵送で送られる請求書が大幅に減ります。また、書類による請求書は、机の上に置き忘れることがあっても、電子請求書の場合はその場で支払い手続きをとる可能性が高いでしょう。電子メールやインターネットを利用した金銭管理については、第5章で詳しく紹介します。

不要なダイレクトメールを減らす

不要なダイレクトメールの量を減らせば、あふれる物の量も大幅に減ります。そのうえ、郵便物を仕分けする手間も削減できます。ある企業にあなたの名前と住所を教えると、その情報は全国的なデータベースに入力されます。現在では個人情報保護法により、企業が個人情報の「第三者提供」を行う際には、本人の同意を得ることが必要なため、個人は一応、情報が勝手に第三者に伝わることから守られています。けれども、あなたの情報を第三者に渡さないことを選択する欄にチェックをつけることが必要になる場合もありますので、登録者カードなどに氏名や住所をむやみに記載するのはやめましょう。

郵便物は受け取りしだい仕分けする

郵便物を仕分けするときは、ゴミ箱の横でやりましょう。カタログやダイレクトメール類は、ゴミ箱に直行です。家族あての郵便物は、カゴの中に入れます。請求書は、別に用意した請求書用のかごに入れましょう。請求書用のバスケットについては、第5章で詳しく述べます。

カバンの中身を整理する

仕切りのたくさんある書類カバンやハンドバッグを見つけましょう。キーホルダーつきのものや、中身がよく見えるようにライトが点灯するものまであります。仕切りのあるカバンは、内容物を分けて入られるので便利です。財布は、カバンの中ですぐ見つけられるように、明るい色のものを買いましょう。カバンをひんぱんに変えるのは、大事な物を紛失してしまう可能性が高いので、ひかえたほうが無難です。

ファスナーのついた透明のビニールケースは、ハンドバッグやアタッシュケースの中身を分別するのにとても便利です。薬のような身の回り品は、ひとつにまとめて入れましょう。筆記用具もまとめます。出張が多い人なら、この透明ケースは空港の手荷物検査をスピードアップさせるのに役立ちます。検査官にもあなたのカバンの中身がすぐにわかるのですから。

タンス内のゴタゴタをかたづける

タンスやクロゼットはいわば、あなたの家のブラックホールです。いったん入ったら、二度と陽の目を浴びない物もあるでしょう。高校時代から着ていない服や、もうどうせ入らない服などがつまっているかもしれません。買ったことを忘れてしまって、2度、3度と買ってしまったシャツもあるかもしれません。ハンガーは互いにひっかかり、バッグは収めきれない……。どこかで見た光景ではありませんか？　ここで、タンス怪獣の退治法をご紹介しましょう。

ゼロからはじめる

タンスやクローゼットの中身を点検して、過去1年間に着なかった服を全部取り出します。それを次の基準に照らして、ひとつずつ調べます。

- 今でもサイズは合いますか？
- 何か特別の思い入れのある服ですか？
- 将来も必要になると思いますか？

もし答えがすべてノーだったら、寄付するか捨てるかしましょう。これで、タンスのブラックホールと闘う準備は完了です。

タイプ別に衣類を分ける

次のカテゴリーに沿って、衣類を分別します。

- **シャツ**
- **ジャケットとブレザー**
- **パンツ**
- **スラックス**
- **ドレス**
- **スカート**

上下セットのスーツの場合は、ブレザーはブレザー、スラックスはスラックス、スカートはスカートというように別々につるします。こうすることでより多くの組み合わせが可能になります。

タンスのスペースを有効活用する

タンスやクローゼットのスペースを最大限に活用しましょう。タイプ別にまとめれば視覚的なストレスが軽減され、衣服を探しやすくなります。針金ハンガーは捨て、木製かプラスチック製のハンガーを使いましょう。段になっているハンガーや、ベルトやネクタイ用の特殊ハンガーもスペース削減に役立ちます。床に置いているバッグは、収納箱やラックやドアの裏につるす仕切り棚などを利用してかたづけましょう。

衣類のショッピングを合理化する

ショッピングに行く前に、必要な買い物のリストを作成し、それ以上買いこまないようにつとめましょう。「ストレス解消のためのショッピング」をする必要があるときは、衣類ではなくアクセサリーを買うようにします。アクセサリーを上手に使えば、衣類が少なくても色々な変化をつけることができます。それから、自分に似合う色を決めましょう。選ぶべき色、避けるべき色がはっきりわかっていれば、効率的なショッピングをすることができますし、タンスの「こやし」になってしまう服を減らすこともできます。

エクササイズ▼　整理整とんについて振り返る

ＡＤＤを抱える人のほとんどは、整理整とんの面で他人からネガティブな反応を受けた経験があるはずです。

・**だらしないとか、身の回りの整理ができないとかいう理由で、けなされたり、しかられたりしたことはありませんか？**

・**そのようなネガティブな経験が、整理整とんに対するあなたの考え方にどのような影響を与えてきましたか？**

・**整理整とんに対する自分の考えをどのように変えたいですか？**

何を変えたいのかがつかめたら、計画を立てましょう。この変化を起こすためには、何が必要ですか？

・**整理整とんの方法について、本をたくさん読むことが必要ですか？**

・大人のADDを抱える人に会って、経験談を聞くことが必要ですか？
・カウンセラーに相談することが必要ですか？
・どうやれば、そういう人にコンタクトをとったり、情報を得たりすることができますか？

エクササイズ▼ 家の中の整理整とんの問題箇所を突き止める

家中にあふれる物をかたづけて整理整とんをはじめるのは、あまりにも大変なことに思えるかもしれません。そんなとき、このエクササイズは、整理整とんを最も必要としている箇所を見分けるのに役立ちます。

物があふれていたり乱雑になっていたりして問題になっている場所はどこですか？ そういった部屋や場所の名前を書き出しましょう。それぞれの部屋について、次の質問に答えてください。

・**この部屋の最大の問題点は何ですか？**

・この部屋でさがし出したいのに見つからないものは何ですか？
・この部屋をかたづけようとしたことがありますか？　その結果はどうでしたか？
・今度もっとうまくやるためには、前回のどこを変えたらいいと思いますか？
・この部屋には不要なものがたくさんありますか？　それとも、処分はせずに似たようなものを一緒にして、もっと効率的にしまうだけでいいですか？

さて、これで何をすべきか見きわめられたはずですから、今度は各部屋の目標と作業期限を決める番です。もしあなたに魔法の杖があって、この部屋を思いどおりに変えられるとしたら、どんな風にしたいですか？　部屋に置く物を減らしたいですか？　収納用の家具を追加したいですか？　ここで思いついたことが、この部屋の最終目標になります。

次に、各部屋を整理する手順と期限を決めましょう。たとえば、自宅内の仕事場を整理する目標のひとつが、本を減らすことだとしましょう。この場合、目標、手順、期限の例は次のようなものになります。

◆**目標**：自宅内の仕事場の本を減らす。

◆**手順**↵

①箱を2個用意する。ひとつは寄付用、もうひとつは友人や家族にあげる本用。

◆**期限**：今週の土曜日。

②一度にひとつの棚をチェックし、過去5年間読んでいない本をすべて洗い出す。

◆**期限**：1週間に棚ひとつ。

③洗い出した本をすべてチェックして、適切な箱に入れる。

◆**期限**：1週間。

④寄付する機関または友人や家族に本を渡す。

◆**期限**：すべての本をチェックし終わってから2日後。

ここで決める作業期限は、各手順をやりとげるために、どれだけの時間がかかるかを自分自身で推測した推定値です。何にどれだけかかるかは、あなたが一番よく知っているはずです。現実的な予測を立てましょう。また、目標をあいまいなものにしすぎると、やる気を起こすのが大変になりますから注意してください。ＡＤＤの人は、細かい手順に分けたほうがものごとをうまく進められます。やりとげられる量の手順を導き出して、達成できる期限を設定すれば、きっと目標がかなえられるはずです。

本章では、物があふれている状態を視覚的に減らす方法と、身の回りの物を削減する方法について学びました。成功のカギは、物があふれた状態を徐々に軽減することにあります。一度にすべてをやる必要はありません。物があふれた状態は長年にわたって続いてきたことですから、一夜で解消するのは無理です。たとえ小さな一歩でも、少しでも進展させることができた自分をねぎらいましょう。

物があふれた状態が嵩《こう》じると、もうひとつの現象が引き起こされます。物をなくしてしまうのです。次章では、「なくし屋《ルーザー》」（そして負け犬《ルーザー》）にならないですむ方法について学びます。

第3章　なくし物チャンピオンの汚名を返上しよう

ＡＤＤの人によく見られるのが、物をなくすあの不思議な能力です！　あなたも、鍵、携帯電話やメガネ、大事な書類などをしょっちゅうなくしていませんか？　なくした物を探して寝る時間が遅くなったり、鍵をなくしたために会社に遅刻したりしていませんか？

なくし物は、時間の面からも金銭面からも人生のむだです。

あらゆる物に収納場所を作り、いつもそこに置いておく

物をしまう場所があれば、保管場所を覚えやすくなりますし、そこにしまおうという気持ちもおきやすくなります。

使う場所

物をしまう場所は、それを「使う場所」のすぐそばに決めておくと、探すのがとても楽になります。使う場所というのは、その品物を使う可能性が一番高い場所のことです。たとえば、いつもベッドで読書用のメガネをかけて本を読む人なら、メガネをいつもベッドわきの机の上に置いておくようにしましょう。その品物が最も便利に使える場所に保管するようにすれば、しまうのも楽になります。

視線の方向

使う場所の近くにしまうことに当然関係してくるのは、視線の方向です。つまり棚に物をしまうときは、目線の位置に、最もよく使う物をしまうようにしましょう。こうすれば、

よく使う物がすぐにみつかるようになります。たとえば、ＣＤを整理するときは、一番のお気に入りを目線の高さの位置にそろえ、あまり聴かないＣＤはそれより上か下の棚に置くようにします。

似た物はひとまとめにしまう

似た物を1か所に集めてしまえば、必要なときに必要な物が見つかる可能性が高くなります。容器や仕切りなどを使って整理しましょう。

透明な容器は、中身が見えるので最適です。ふた型ではなく引出し型の容器にすれば、上に重なった物をどけることなく目的の物を取り出すことができます。

容器には、シールや名前テープなどを貼って、内容がわかるようにしましょう。箱にラベルを貼るときは、中身のリストを箱の各面に貼っておきましょう。こうすれば、容器を棚に置いたときにも、すぐに内容がわかります。

仕切りは、分類に役立つだけでなく、中の物を壊れないように保管するのにも便利です。机の引出しには仕切りトレイを入れて、文房具を整理するといいでしょう。保管箱に仕切りをつければ、クリスマス飾りのような壊れやすい物も安全に保管することができます。

品物の落ち着き先を作る

今すぐ自分の持ち物を調べてみましょう。引出しを抜き出し、ひとつひとつの中身について、次のことを考えてみてください。

- **どれほどひんぱんに使うか?**
- **どこでもっともよく使うか?**
- **他の場所にしまったほうがよくないだろうか?**
- **この品物と一緒にしまったほうがよい物が他にないだろうか?**

同じ場所で使う品物はひとまとめにしましょう。箱にまとめて入れて、最も使う可能性の高い場所に運びます。過去1年間使わなかった物は捨てましょう。分類作業は、一度に引出しひとつか物入れ1か所に限定して進めましょう。休みをとるのを忘れないでください。とくに自分がイライラしはじめていると感じたときには、一息入れましょう。

とくになくしやすい物をなくさないようにする方法

これから、簡単になくしやすい物を保管するヒントを紹介しましょう。

鍵をなくさないですむようにするには

鍵は最悪のなくし物かもしれません。家の玄関のわきに、鍵をかける棚を作るか、鍵を入れるカゴを置くといいでしょう。玄関から家の中に入りしだい、鍵をこの棚にかけるか、カゴの中に入れるように習慣づけましょう。棚やカゴは、小さな子どもやペットが触れられないところに置いてください。音の出るキーホルダーも市販されています。これは、手をたたくと、鳥のさえずりのような音でキーホルダーが応答するというものです。外出の際に、鍵を腕輪やラリエットのトップなどにして身につけるのも一案です。最先端のファッションとは言えないかもしれませんが、少なくとも鍵をなくさないようにすることはできます。

鍵を使わないロックも、もうひとつの選択肢です。これはドアにキーパッドを取りつけて使うもので、鍵の解除は番号入力によって行います。このようなロックはホームセンターで入手できます。

✣合鍵セットを1組作る

鍵を2組持っていれば、安全に家の中に入れるチャンスが増します。1組は財布の中に保管し、もう1組は信頼できる友人に預けましょう。玄関まわりなど家の外にスペアキーを隠すことはやめてください。そこは泥棒がまっさきに探す場所です。

メガネはどこ？

運転の際にサングラスを使用する人は、バイザーに留めるクリップを買いましょう。サングラスは常に車内に保管するようにします。また、サングラス用のひもを使いましょう。こうすれば、サングラスを外さなければならないときも、首からぶらさげておくことができます。

視力の問題からメガネをかけている人は、なくしてしまうと、よく見えなくなるので探すのがよけい大変になります。トレイを用意してベッドのわきに置きましょう。毎晩、このトレイにメガネを保管するようにしてください。メガネケースは目立つように派手な色のものを選びましょう。

携帯電話をなくさないようにするヒント

もしかしたらあなたは、自分の携帯電話が、他の人より簡単に消えたり、傷ついたりすると思っていませんか？ ADDと携帯電話の相性は必ずしもよいとはいえません。携帯電話は、長期間にわたって常に携帯しなければならないものです。そのため、携帯電話はなくさないようにするのが難しいもののひとつです。

携帯電話は、常にバッグ内の同じポケット（ファスナーつき）に保管するようにしましょう。今では、携帯電話専用のポケットのあるバッグがたくさん売られています。また、クリップのついた携帯電話ケースを買ってバッグに留めておくのもいい考えでしょう。こうすれば、バッグの中身がこぼれても、携帯電話がこぼれ落ちることは防げます。ふだんバッグを使わない人は、ベルトクリップを使うといいでしょう。

充電器は、家の中の同じ場所、それもすぐに目につくところに置きましょう。踏んで壊すことが多いので、床には置かないようにしましょう。

クレジットカードを守るヒント

すべてのクレジットカードは、両面をコピーしておきましょう。その際、お客様相談窓口の電話番号がはっきり読みとれるように気をつけてください。クレジットカードを使うときは、始めから終わりまで、常にクレジットカードが視野に入っているように気を配りましょう。財布は開いたまま手に持ちます。キャッシャーがカードを機械に通し終わったら、すぐに返してくれるように求めましょう。クレジットカードを紛失したときは、ただちにカード会社に電話しましょう。

アクセサリーをなくさないようにするヒント

アクセサリーの紛失は、気分が落ちこむだけでなく、高額の損失になることがあります。夜寝る前にアクセサリーを外すときは、小さな容器に入れて、ベッド際の机の上に置くようにしましょう。ネックレスなどをつってしまえるジュエリーボックスを利用するのも一案です。これを使えば、ネックレスがこんがらがることもなく、全てのアクセサリーを一度に目にすることができます。

靴下を泣き別れさせない方法

相手のいない靴下を見つけたときは、「はんぱな靴下用の袋」に入れて、靴下用引出しの中にしまいます。次に孤独な靴下を見つけたときに、この袋の中から相手を探してあげてください。

冬に使う小物をなくさないようにする方法

手袋は同じものを数組買っておきましょう。そうすれば、片方をなくしてしまっても、すぐに代わりを使うことができます。外出時に手袋を脱ぐときは、コートの内ポケットにしっかりしまいましょう。家に戻ったときは、ドアのそばに用意しておいたバスケットの中に、手袋や帽子を投げこみます。子どもたちが手袋をなくさないようにするには、手袋クリップを使って、手袋をコートのそでに留めるようにします。タンスのドアの裏にラックをかけて、手袋や帽子を入れておくのもいいでしょう。

車とうまくやるヒント

自動車の登録書類と自動車保険証のコピーをグローブ・ボックスに入れておきます。さらに、走行距離のメモが必要になるときに備えて、小さなメモ帳も入れておきましょう。

ブースターケーブル、応急処置用品、懐中電灯と予備の電池も車に備えておきましょう。

ＡＤＤの人は、車を停めた場所を忘れがちです。駐車場で車を簡単に探すには、派手な色のリボンをアンテナに結んでおくと便利です。そのほか、駐車した場所をメモに書きつけたり、いつも同じ場所に停めるようにするのも一案です。駐車場を出るときには、屋根、ボンネット、トランクの上をチェックして、その上に物を置き忘れていないかどうかチェックしましょう。

手荷物やスーツケースをなくさないようにする方法

旅や新しい環境に慣れることが必要になる状況は、ＡＤＤのある人にとってはただでさえストレスがつのる状況です。ですから、荷物を紛失して、それ以上のストレスを抱えこむような事態は避けましょう。まずバッグやケースは、目立つ色や模様のものを選ぶようにします。そして、はっきりした色のシールや名札をつけ、荷物の外側と内側に連絡先を記入しておきましょう。ユニークな形や色のバッグやスーツケースなら、荷物コンベアでもすぐに見分けられますし、他の乗客にまちがえられる可能性も減ります。荷物コンベアに自分の荷物があらわれなかったときは、すぐに空港のスタッフに連絡しましょう。

洗面用具、薬品、着がえ、重要な書類は、機内持ちこみ手荷物の中に入れるようにします。また、ノートパソコンやアクセサリーのような貴重品も機内手荷物の中に入れましょう。そうすれば、万一スーツケースを紛失したときでも、少なくとも必需品や貴重品は手もとにあることになるので、心強い思いができるでしょう。車の鍵は、必ず機内手荷物に入れましょう。

毎日必ずやる習慣を築く

毎日、同じルーチンを繰り返すことができるようになれば、時間の節約にもなりますし、物をなくすことも減ります。

翌日の準備

寝室に小さなトレイを用意して、寝る前に、財布、マネークリップ、携帯電話をはじめ、昼間いつも身につける物を入れておきましょう。必要な物がすべて同じところにあれば、翌日出かけるときにとても便利です。

毎晩、寝室に入る前に15分間かけて、自分が散らかした物をしまうようにしましょう。15分というのはそれほど長い時間には思えないかもしれませんが、長い目で見ると、とても大きな効果をもたらしてくれます。

さらに、翌日着ていく衣類をすべてそろえておきましょう。ボタンがとれているようなときは、直しておきます。前の晩に衣類をそろえておけば、朝出がけに靴やカフリンクをあわてて探さないですみます。これは、朝、頭がもやもやしがちな夜型の人には、とくに有益です。

出かける前のチェック

家を出るときは、ドアを閉める前に、ちょっと立ち止まって、財布、鍵、手帳、携帯電話などを忘れていないかチェックしましょう。こういった必需品のリストを作り、長持ちするようにラミネートでパウチ加工して、ドアの横にかけておきます。また、ポケットサイズのリストも作り、パウチ加工して持ち歩きましょう。職場の机などを離れる場合にも、必ずこのリストに目を通す習慣をつけましょう。

子どもを見失わないようにするには

手袋や携帯電話をなくすのは腹立たしいことではありますが、子どもを見失うことほど恐ろしく危険をともなうことは他にありません。公共の混雑した場所で子どもを見失うのは簡単です。ことに子どもにもＡＤＤの傾向があり、かんたんに気が散り、ふらふらさまよいがちな子である場合はなおさらです。混雑する場所に行くときは、すぐに見分けがつくように、お子さんには、はっきり目立つ色の服を着せましょう。

ショッピングモールや店内で子どもが迷子になった場合は、時間が重要なカギを握ります。ただちにスタッフに子どもがいなくなったと伝えましょう。入口と出口に警備員を配置するよう強く要求してください。体重、身長、傷や生まれつきのあざなどの情報を書き添えたお子さんの最近の写真を持ち歩くようにしましょう。

探すときは、大声でお子さんの名前を呼んでください。子どもが行方不明になっていることが多くの人にわかればわかるほど、お子さんが早く見つかる確率が高くなります。お子さんには、常々、迷子になったときはお客様サービス窓口へ行くか、店員に迷子になったと言うように教えておいてください。お子さんが行きそうなところを考えてみましょう。大好きなお店はありませんか？　どこかへ連れて行ってほしいと言っていませんでしたか？　よくどこかへ行ってしまうお子さんの場合には、ひもを使って、お子さんの手首とあなたの手首またはベルトのループを結びましょう。お子さん用のハーネスを購入することもできます。周囲の人から驚きの目で見られるかもしれませんが、お子さんを見失うより何倍もましです。

全地球測位システム（GPS）技術のおかげで、世界中どこにいても、特定の人がどこにいるか知ることができるようになりました。携帯電話会社によっては、GPS機能を利用して子どもを守るためのサービスを提供しているところもありますので、万一のときのために、こういったサービスを利用するのもひとつの手です。

ペットを迷子にしないために

首輪には、連絡先を記入したタグを必ずつけましょう。連絡先としては、電子メールアドレス、電話番号、住所を記入しておきます。また、現在有効な狂犬病予防接種注射済証タグをつけていれば、早く見つけておくことが必要です。狂犬病予防接種注射済証タグをつけていれば、早く見つかって家に戻してもらえる可能性がより高くなります。

ペットにマイクロチップを埋めこむこともできます。このチップは米粒大の大きさで、先に述べたすべての情報が入力できます。このマイクロチップをペットの皮膚の下に獣医によって挿入してもらうことになるのですが、その際、ペットが痛みを感じることはありません。動物病院や動物愛護（保護）センターによっては、マイクロチップの読み取り機を備えているところがあるので、迷子のペットにチップが埋めこまれていれば、飼い主が連絡を受けとれる可能性があります。マイクロチップの入手法については、かかりつけの獣医か「動物ＩＤ普及推進会議」にお問い合わせください。

犬の散歩の際は、格納式の伸縮自在ひもではなく、標準のひもを使うようにしましょう。伸縮自在ひもは、犬をしっかりつなぎとめるのが難しく、犬が強く引くと切れることがあります。

ペットが迷子になった場合は、できるだけ多くの人にそのことを知らせましょう。ペットの最近の写真を載せたちらしを作り、名前、年齢、種類、サイズを記入しましょう。ペットの可愛い姿と子どもを一緒に撮った写真を載せたちらしを作ると見る人の同情心に訴えられるので、ペットが見つかるチャンスが増します。このちらしには、自宅、職場それぞれの固定電話番号と携帯電話番号、それに電子メールアドレスを記入して、できる限りさまざまな方法で連絡してもらえるようにしましょう。そして、住んでいる地域の動物愛護（保護）センターを毎日訪ね、迷子のペットとして連れてこられていないかどうか調べましょう。一番大事なのは、飼っているペットに、避妊または去勢手術を施すことです。そうすれば、相手を求めるペットの欲望が抑えられるので、逃げ出す回数も減るでしょう。

物をなくしたときにできること

ＡＤＤの人は、突発的なできごとに遭遇すると、どうすればよいかわからない状態にすぐに陥ってしまいがちです。こうなると、すべてがシャットダウン状態になり、何もできなくなってしまいます。次に紹介するのは、何かをなくしたときに、このような状態に陥らなくてもすむようにするためのヒントです。

全体像を見る。 ＡＤＤではない人も、物はなくします。あなたはその頻度がふつうより多いだけです。人生全体から見れば、物をなくすのは、健康や人生を失うよりずっとささいなことだと考えましょう。

おまじないを繰り返す。「必ず見つかる」というおまじないを何度も繰り返しましょう。前向きな考え方の影響はばかになりません。人によっては、遺失物の守護聖人である聖アントーニオ*に祈りを捧げる人もいます。このお祈りは、カトリック教徒でない人にも効果があります！

振り返って考える。その日はどこにいましたか？　その日訪れた場所に戻るか電話をして、なくした物について問い合わせましょう。

休憩する。もしイライラしはじめているようだったら、なくし物はたぶん見つからないでしょう。こんなときは、腰かけて、休憩しましょう。休みをとっている間に、他に探すべき場所に思いあたるかもしれません。

*イタリアのパドヴァに祀られている12世紀末の聖人。ポルトガルのリスボン生まれのフランシスコ会派の修道士で、数多くの奇跡を起こし人々を病苦や死から救ったと言われる

エクササイズ▼　最もよくなくす物は何ですか？

あなたが最もひんぱんになくす物は何ですか？　次に紹介するのは、ある物をなぜいつもなくしてしまうのか考え、これから先、なくさないですむようにする方法です。

まず、どのようになくしてしまうのか考えてみましょう。

・カバンから落ちる

・どこかに置いたあと、置き忘れてしまう

・家の中の特別の場所に置いたあと、それがどこだかわからなくなってしまう

ある物をどのようになくすのかがわかれば、それを再びなくさないですむ方法を工夫することができます。なくさないようにするための物を買う、または、自分のおきまりの行動や習慣を変えるなど、物をなくさずにすむ方法について考えてみましょう。

カバンから落として物をなくすことがある場合は、ファスナーつきのポケットや鍵用のクリップのついたカバンを買い求めるといいでしょう。どこかに物を置いて、そのまま置き忘れてしまうときは、場所を移るときに、身の回りの物をチェックする習慣をつけることが必要でしょう。家の中の特定の場所に置いて、それがどこだかわからなくなってしまうときは、いろいろな品物を置く場所のリストを作っておくといいでしょう。

このエクササイズを行えば、自分のどこを変えればよいかがわかり、実行計画を立てることができます。何も方法が考えつかない場合は、この章を読み直すか、整理好きの友人にヒントをもらうといいでしょう。

本章では、物をなくさないようにするためのテクニックを学びました。次の章では、もうひとつのタイプの喪失、つまり、時間のロスを克服するテクニックを学びます。

第4章 時間を管理しよう

ＡＤＤを抱える人は、時間の管理がとくに苦手ということがよくあります。第1章で脳の前頭葉の遂行機能について説明しましたが、遂行機能がつかさどっている能力のひとつが時間管理で、ＡＤＤの人はこの部位に問題があるのです。もしあなたにＡＤＤがあるなら、次のようなことに思いあたるのではないでしょうか。

・やることリストを作成するけれども、それをなくしてしまったり、作ったリストを全く使わなかったりする

・約束や電話番号などをフセンなどに書きつけても、なくしてしまう

・約束の場所に行く時間を充分にとらないため、遅刻してしまう
・約束そのものを忘れてしまう
・しょっちゅう邪魔が入って、やりかけていたことになかなか戻れない

こういった問題は腹立たしいことですし、あなたの生活をいっそう立ちゆかないものにしてしまいます。

時間管理の本にあるヒントは、時間がかかったり、細かすぎたりするものが多く、なかなか実行できないことがよくあります。そのため、本章では、もっと実践的な時間管理方法を紹介します。ここでは、予定表、マスターリスト、電話や電子メールの効率的な使い方、そして仕事を誰かに代わってもらうことの大切さについて学びます。さらに、仕事をする最適な時間の選び方と、ひとつのことから他のことにスムーズに移行する方法についても紹介します。

システム手帳の活用

ＡＤＤのある人にとってシステム手帳は必需品です。「外付けの脳」の役目をはたしてくれるシステム手帳には、約束や連絡先や大事な人の誕生日、さらにはちょっと思いついたことも書きつけることができます。書きこめば書きこむほど、覚えていなければならないことは少なくなります。システム手帳は紙のものでも、電子手帳でもかまいません。

電子手帳

カレンダー、時計、インターネット機能がすべて備わった電子手帳もあります。また最近では、こういったすべての機能が搭載されている携帯電話「スマートフォン」も販売されています。電子手帳やスマートフォンの長所は、持ち歩くことだけを覚えておけばいいことですが、その一方、紛失した場合に、日程表も電話もインターネット機能も一度にすべてなくしてしまうという短所があります。

紙のシステム手帳	
長所	短所
紙のシステム手帳は、安いものから高価なものまであり、選択肢の幅が広い。	紛失にそなえて、定期的にコピーをとることが必要。
1日分や1か月分の予定を一目で見ることができる。	手帳を紛失したときに、コピーをとっていなかったら、情報をすべてなくしてしまう。
交換が安くできる。	消したり書き直したりすると、手帳がきたなくなってしまう。
電子手帳	
長所	短所
一度に1日分だけ考えればいい。	使い方を学ばなければならない。
不必要な情報が削除できる。	高価につくことがある。
情報をパソコンにアップロードできる。	充電が必要。

コピーをとる

紙の手帳を使う場合は、定期的にコピーをとるようにしましょう。コピーは手帳とは違う場所に保管しておきます。電子手帳を使う場合も、パソコンにバックアップをとるようにしましょう。

マスターリストを作る

物を書きつけるという作業は、それだけで記憶を助けてくれます。何かしなければならない仕事があるときは、それをすべて手帳か予定表の特別の場所に書き出してみましょう。これがマスターリスト、つまり、しなければならないことをすべて書きつけたリストになります。このリストを使って雑用をまとめ、時間を節約しましょう。たとえば、クリーニング店に洋服を持っていく必要があるとき、ついでにできることがないかどうか、マスターリストを見て考えてみましょう。

締切りを設定する

プロジェクトに締切りを設定することは、ＡＤＤのある人にはとても重要なことです。「ゴール」を設定すれば、それに向けた努力が払いやすくなるからです。大きなプロジェクトを手がけるときは細かく分割して、それぞれ締切り日を設定しましょう。締切りが守れたら、かならず自分をねぎらいましょう。

つめこみすぎない

ときには、あまり予定がないと、やる気が起きないことがあります。ＡＤＤの人には、予定が立てこんでいるときのほうが多くのことを成しとげられる傾向があります。とはいえ、予定をつめこみすぎることも、ストレスをつのらせる要因になりかねません。一度に

2か所にいることはできないということを忘れないでください。

予定をつめこんでしまう理由のひとつは、断るのが苦手だからかもしれません。人にものを頼まれたときに、それを断るのはむずかしいものです。もしかしたらあなたは、自分が扱える以上のことや約束を引き受けていませんか？　人に頼られるのはいいことですが、ストレスを軽減することは、精神的にも肉体的にもあなたにとって絶対不可欠なことです。詳しい事情を説明したり、言い訳を考えたりする必要はありません。ただ、「ごめんなさい、それはできません」とか、「すみませんが、わたしは適任ではありません」と言うだけでいいのです。

仕事を代わってもらう

現実を直視しましょう。洗濯や皿洗いをするだけのためにこの世に生まれてきたと思っている人など、まずいないということを！　こういった仕事はだれかに代わってもらってもかまわないのです。だれかに代わってもらうことを学ぶということは、他の人に助けを求めるということです。だれか他の人に仕事を頼むということは、あなたが弱いということではありません。それは、自分のスキルや時間をもっと他のことに使ったほうが、より自分の能力が発揮できると自覚していることに他なりません。自分のほうがずっと上手に仕事ができると思って、誰かに仕事を頼むのをためらうこともあるでしょう。でも、他の人も、ふつうは、あなたと同じくらい最良の仕事をしようと努力してくれます。また、費用を支払って仕事を代わってもらうことにためらいを感じるかもしれませんが、お金がかかったとしても、長い目で見れば、時間が節約でき、腹立たしい思いから解放されるという好ましい結果が得られるにちがいありません。

家族に手伝わせる

子どもたち（ＡＤＤのある子も含めて）も、家事が手伝えるはずです。ただしＡＤＤのある子の場合は、監督なしに雑用をさせることができるとは期待しないでください。ＡＤＤのある幼い子に手伝わせるときは、あなたも手を貸す必要があります。もっと年長のＡＤＤの子に家事手伝いをさせる場合は、あなたが同じ部屋にいることが必要です。子どもたちに家事手伝いをさせるヒントを次に示します。

・家事手伝いを子どもに教えるのは、一度にひとつのことに限定します。手伝いの手順をひとつひとつ説明しましょう。
・前向きな態度で、がまん強く教えてあげてください。ほめることは、けなすことよりずっと効果的です。
・子どものやる気を引き出すために、家事の表やごほうびのシステムを使いましょう。ただし、ＡＤＤの子どもは、家事の表やごほうびシステムの新しさにすぐ慣れてしまうため、効果が薄れます。手伝いを終えた直後にごほうびを与え、ごほうびの種類をひんぱんに変えるようにしましょう。

アラーム機能を使う

アラーム機能のついた腕時計や電子手帳は、一日を軌道に乗せるのに役立ちます。アラームを使えば、自分の集中度と生産性がチェックできます。アラームが鳴ったときに、次の質問を自分に問いかけてみてください。今、自分は何をしているのだろう？　これは、今やるべきことだろうか？　こうやって自分の行動を自覚するだけで、変化をもたらすことができます。薬を飲む時間や、予約した時間に間に合わせるための出発時刻を思い出すためにも、アラームを活用しましょう。腕時計のアラームを使って、オーブンで何かを作っていることを忘れないようにすることもできます。腕時計なら、台所から離れても、アラームがあなたとともに移動することになるのですから。

ＡＤＤの人は、テレビやパソコンに没頭しがちです。この番組だけ、とか、このサイトだけ、と思っていても、気がついたら何時間もテレビやパソコンの前に座っているということも珍しくないでしょう。テレビを見たりインターネットを使ったりするときは、まずタイマーを設定しましょう。そしてタイマーが鳴ったら、テレビを消し、パソコンをログオフして、部屋をあとにするようにしましょう。

早めにはじめる

時間に遅れないようにするために重要なのは、予想よりも長くかかる場合を考慮することです。長い行列に並ばなければならなかったり、渋滞に巻きこまれたりするかもしれません。あらかじめ充分な時間の余裕をとっておけば、ストレスレベルを軽減し、約束の時間に間に合わせることができます。

電話はあなたのためのもの

ＡＤＤの人にとって電話の着信音にものごとを中断させられることは、ふつうの人よりずっとショックが大きく、気が散る要因になります。電話が鳴ったら必ず応答しなければならないと思いこんでいませんか？　あなたの電話はあなたの便宜を計るためのもので、その逆ではありません。何かを始めるときは、着信音をオフにしましょう。あるいは、留守番電話機能のある電話機を購入するか、ボイスメールを利用するといいでしょう。留守番電話やボイスメールの中には、複数の着信メッセージ・ボックスの設定が可能なものもあります。この機能を利用すれば、あなたにひとつ、パートナーにひとつ、子どもにひとつ、というように振り分けることができるので、自分以外の人への電話を受けた場合に伝言する必要がなくなるうえ、その人へのメッセージを誤って消去してしまったり、伝言を残し忘れてしまったりする可能性もなくなります。

ヘッドセットを使う

受話器をあごと肩の間に挟みながら作業をすると、ふたつのことが生じます。つまり、首に大きな負担がかかり、作業中の仕事の効率が低下するのです。電話用のヘッドセットを使えば、両手を自由に使うことができます。そして、首の痛みに気をとられずに、手元の作業に集中することができるでしょう。

会社に電話をかける最適な時間

たとえば、お客様サービスに最短時間で接続し、そのサービスを最大限に利用するコツは、混雑する時間帯を避けることです。最も望ましい時間帯は、水曜日か木曜日の午前10時すぎです。そのころなら、担当者も落ち着いて通常の業務に腰を入れる体制になっているでしょうし、朝一番の混雑も一段落しているはずです。

質問リストを用意しておく

相手に言うべきことのリストを用意しておけば、短時間で効率的に電話をすませることができます。もし可能なら、完ぺきなリストを作り終わるまで電話をかけるのは延ばしましょう。リストがないと、脇道にそれて大事なことを聞き逃してしまう可能性がありますが、リストがあれば、考えをより明確にすることもできますし、相手側も的確に用件を伝えてもらえることを感謝するでしょう。

電子メールを生産的に使う

電子メールは、生産的かつ効率的な通信手段にもなりえますし、大量のメッセージが押し寄せてきてむだな時間をとられる悪夢ともなりえます。次に紹介するのは、電子メールを自分の役に立つように使うためのヒントです。

・メッセージは、相手がスクロールせずに見られるよう、短くまとめましょう。
・返信不要の場合は、そのように伝えましょう。
・相手への質問は、答えがイエスかノーですむような形式で問い合わせましょう。
・相手から質問が来て、こちらが詳しい答えを送らなければならない場合は、相手の質問を残し、答えを異なる色またはフォントを使って、質問の下に挿入するようにしましょう。
・電子メールを送信すると、受取人があなたの承認を得ずにメッセージを転送する可能性があります。そのため、メッセージを送信する前には、他の人に読まれてもいい内容になっているかどうか確認しましょう。

・相手が電子メールを受け取ったかどうか確認したい場合は、「開封確認メッセージの要求」オプションがあるかどうか、調べてみましょう。この機能を使えば、相手があなたの電子メールを開いたときに、自動的に確認メッセージが送られてきます。

・読みたくない大量送信メッセージは停止しましょう。通常、電子メールの最後に「購読を停止する」ためのリンクがあるはずです。

・電子メールの返事を書く時間を計画的に設定しましょう。電子メールを使用する時間制限を設定しましょう。

・予期しない添付ファイルを受信したときは、ウイルスメールの可能性もあるので、開かないようにしましょう。

・翌日に予定されている大事なことを思い出すためには、自分あてに電子メールを送っておきましょう。

・パソコンがクラッシュした場合の予備のため、または2台以上パソコンを使っている場合は、自分あてに大事な書類を電子メールで送っておきましょう。

自分が最も生産的になれる時間を探し出す

朝型の人もいれば、夜型の人もいます。体内時計は、遺伝子とホルモンに大きく依存しています。自分の最も生産的な時間を知るために、自分の仕事のスケジュールを見直してみましょう。あなたが最も活動的になれる時間はいつですか？　疲れを感じる時間はいつですか？　最も努力を必要とする仕事は、自分が最も生産的になれる時間帯に割りあてましょう。エネルギーが充満しないと思う時間帯には、あまり頭を使わなくてもすむ作業をあてましょう。

誕生日カードは前もって買っておく

誕生日、記念日、お祝い、お礼状などのカード類は、まとめ買いして、ファイルキャビネットに入れておきましょう。カードが必要になったときは、このキャビネットに行って、探しましょう。そうすれば、時間とエネルギーの節約になるだけでなく、すぐに送れるのでとても思いやりのある人だと思われるでしょう。

完ぺき主義に陥らない

ＡＤＤのある人は、集中することとやりとげることの困難さを補うために、完ぺき主義に陥ることがあります。あらゆることを完ぺきに成しとげなければならないと思いこんでしまうのです。これは、不注意によるミスを罰せられたことが何度もあったことからきているのかもしれません。でも、ＡＤＤのない人でも、完ぺきではないことを思い出してください。休みをとって、リラックスしましょう。そして、手ごわくても到達できそうな目標を設定しましょう。

移行プランを立てる

ＡＤＤのある人は、ひとつの状態から他の状態に移行することが苦手です。たとえば、朝、起床してから、職場に向かうために家を出る状態になかなかなれない、寝るしたくをしてから実際に眠りに落ちることが難しい、といったことがこの例です。職場においても、あることから他のことへ移るのが苦手という人は多いでしょう。

朝、起床してから、職場に向かう状態にスムーズに移行するためには、前の晩に衣類をそろえておくといいでしょう。準備に時間がかけられるように、30分早起きするのもいい案です。スムーズに就寝できるようにするには、寝る準備を整えてから寝つくまでに、リラックスできる音楽をかけるといいかもしれません。また、寝る前に何かリラックスできる活動をするのもいいでしょう。リラックスできる活動については、第6章をご覧ください。

職場についたら、オフィスのドアを閉め、最初の30分を、その日1日の業務のチェック、あまりストレスをためないですみそうな電話数本、その日に話をする必要のある人のリスト作成にあてましょう。仕事を終えて家に戻ったら、15分間かけて、書類カバンをしまい、より快適な服装に着がえましょう。

もうひとつの大事な移行プランは、休み明けに職場に戻るときのものです。次にヒントを紹介しましょう。

・月曜日の朝に、空き時間を作りましょう。予定は何も入れないようにして、休暇で休んでいるときにたまった自分の仕事をじっくりチェックする時間をとります。

・仕事に戻る前に、職場の誰かに、電話の伝言とメモをはっきり分類しておいてもらいましょう。

・1日がかりの会議に出席するために長旅をしなければならない場合は、現地に1日早く到着するように予定を組むといいかもしれません。こうすれば、集中して会議の準備作業を行うことができます。その街を散策する機会も得られますし、それほど疲れをためないで帰ってくることができるでしょう。

とにかくやる

やらなければならないことを先延ばしにするのは、ＡＤＤの人にとてもよく見られる特徴です。楽しく刺激的なことは好きだけれど、退屈で細かい注意が要求されることはやりたくないのです。でもときには、退屈で細かい仕事もやる必要がでてきます。退屈な仕事は先にやってしまいましょう。もしどうしても先延ばしにしたかったら、自分に質問してみてください。「もし、これを今やらないとしたら、いつやるのか」と。もっともいい時期は「今」であることがほとんどでしょう。

エクササイズ▼　1週間の予定表を作る

ADDのある人は、1日を有効に使えなかったり、スケジュールがきちんと立てられなかったりすると、自分が非生産的に思えて、イライラしてしまいがちです。でも、ADDのある人も、何が起きるのかが前もってつかめれば、もっと集中して生産的に行動できるものです。きちんとしたスケジュールとは、厳密な予定表のことではありません。パートナーがウィークデイに外食しようと言いだしたようなときは、「すまないけど、予定表に入っていないんだ」などと言わないで、どうぞ一緒に出かけてください。

1週間の予定表を作りましょう。もしパソコンが得意なら、エクセルなどの表計算ソフトウェアを利用するといいでしょう。

①まず、曜日を記入します。

②それぞれの曜日に、起床時間と就寝時間を記入します。

③起床時間と就寝時間との間を30分ごとに区切ります。たとえば、午前7時に起床して、午後10時に就寝するのであれば、午前7時半、8時、8時半、9時……というように区切っていきます。

④30分間の枠それぞれに、予定を書き入れます。すべての枠を埋めてください。次のことに使う時間も忘れずに記入しましょう。

・通勤
・朝食、昼食、夕食をとる時間
・自由時間
・勉強時間
・勤務時間
・人とつき合う時間

ADDの人は、ひとつのことに過度の注意を払って、他のことをおろそかにしがちです。仕事、人とつき合う時間、家族とすごす時間のバランスをとるように気をつけましょう。

リラックスするための時間と、活力を回復させるための時間を盛りこむことも大切です。本を読んだり、友人と出かけることでリラックスできることもあるでしょう。

1週間の予定を立てると、1週間を計画的にすごすためのガイドラインを手にすることができます。システム手帳を使っているなら、スケジュールを印刷し、パンチで穴をあけて、手帳にファイルしましょう。電子手帳や携帯電話の中には、パソコンから作成した予定をダウンロードできる機能の備わったものもあります。

ＡＤＤを抱えていても時間管理は可能です。新しい時間管理法に慣れるには少し時間がかかるかもしれませんが、ストレスレベルが下がり、家族や友人からポジティブな反応が得られるようになるので、この努力はむだにはなりません。次の章では、ＡＤＤの人に適した金銭管理のテクニックを紹介します。

第5章 金銭管理を楽にしよう

ＡＤＤのある人には、長期的な金銭感覚が持てないという独特の特徴があります。将来について目を向けることができないので、いつか定年を迎えるということが現実のものとして把握できないのです。ＡＤＤの人たちは家計のような計画を立てるのが苦手なのにもかかわらず、通常勧められる方法には、予算計画を立てるといった細かく退屈な作業が含まれています。それに、たとえ予算計画が立てられたとしても、実行面において多くの困難をともないます。ＡＤＤを抱える人が金銭的な面でうまくやっていくには、従来のものとは違う金銭管理法が必要です。

ＡＤＤのある人は、金銭管理に関して次のような問題を抱えることがあります。

- **支払いを忘れたために、遅延金を請求される**
- **銀行口座に残っている金額以上のむだづかいをしてしまう**
- **衝動的な買い物をする**
- **クレジットカードの債務を抱える**
- **税金をなかなか支払わない**
- **重要な金融関係書類を紛失してしまう**

遅延金やクレジットカードの債務のために、どれだけの金額をむだにしたかと考えると、がっかりしてしまうことでしょう。ＡＤＤのある人は、そうでない人よりも、金銭関係のストレスを多く抱えがちです。本章では、ＡＤＤを抱えていても自信を持って効率的に金銭管理が行えるようになる方法を紹介します。

スーパーマーケットという買い物ジャングル

カウフマン＝スカーボローおよびコーエンら（２００４年）のアンケート調査によると、ＡＤＤを抱える人の92％が衝動買いをすることがあると答え、ほぼ62％の人が買うつもりだった物を買わずに店を出ることがよくあると答えています。ＡＤＤのある人にとって、日用品を買いに行くのは、ジャングルに冒険に出かけるようなものなのです。クーポン券を持っていくのを忘れるかもしれませんし、品物を選ぼうとしても選択肢がありすぎてとほうにくれるかもしれません。周囲の騒音は事態を悪化させるだけです。次に紹介するのは、買い物ジャングルをうまくやりぬけるためのヒントです。

クーポン券などは無視する

クーポン券やポイントを集めると節約できる、という宣伝を目にしたことがあるかもしれませんが、ＡＤＤの人にとって、クーポン券を切り取る作業やポイントカードを整理する作業は、節約できる金額に見合わないほどの時間とエネルギーを必要とするものになってしまうことが少なくありません。

空腹の状態で買い物に行かない

胃が空っぽのときに店に行くと、衝動買いの可能性はずっと増します。買い物に行く前に何か口にできるように、車の中におやつを置いておきましょう。

いつもリストを持っていく

ふだん、店で買う日用品のリストを作りましょう。このリストのコピーをとり、コピーを冷蔵庫に貼りつけておきます。何か買わなければならない物ができたときには、リストに丸印をつけます。食料品が底をつきそうになったら、このリストを持って、店に出かけましょう。その際、リストに丸印のついている品物だけを買うようにしましょう。

ＡＤＤのある人は、創造力やインスピレーションが豊かなので、店に行くと、いろいろな物に目を引かれます。何か目新しいものを試してみるのもいいですが（ほどほどなら）、パンや牛乳といった必需品を買うことも忘れないようにしましょう。

ストアブランドの商品を探す

店では通常、もっとも高価なブランド商品が目の高さにそろえてあります。そこで、視線を下にずらして、ストアブランドのお買い得品を探してみましょう。品質は変わらないことがほとんどであるだけでなく、ブランド商品と同じ工場で作られたものであることも少なくありません。陳列棚の一番端に置かれた商品は、必ずしも特価品とは限らないことにも注意してください。

カートに入れた商品をチェックする

レジに並ぶ前に、カート内の商品をチェックしましょう。本当に必要な品物と、衝動的に入れてしまった品物とを区別してください。衝動的に手にとった不必要な品物は、元の棚に戻しましょう。そして、リストの品物をすべてカートに入れたかどうか、再チェックしましょう。

かしこい消費者になる

日用品の買い物もたまれば高額になりますが、もっとかしこく立ち回らなければならないのは、高額商品を買うときです。

買う前に調査する

消費者雑誌やウェブのサイトで、購入を考えている品物の品質をチェックしましょう。割安な商品の品質が高額なブランド商品のものと全く変わらなかったり、ときには、それよりよい品質であることさえあります。一方、調査の結果、高額なブランドがやはり最高の商品であると判明することもあるでしょう。

ランニングコストを考える

品物のランニングコストを考慮することも重要です。長い目で見たら、より高額な商品を購入したほうが安くつくということもあります。たとえば、新しいプリンターを購入したいと思っていて、年間、1000ページほど印刷する見こみがあるとしましょう。もしプリンター本体の価格が1万円で、インクカートリッジの価格が2000円、そしてこのカートリッジで200枚印刷できるとすると、最初の年に印刷する1枚あたりの価格は20円になります。もし印刷可能な枚数も多く、1個あたりの価格も安いインクカートリッジを使用するプリンターがあるとすれば、少々本体が高くても、ランニングコストが安いので、長い目で見ればこちらのほうが安上がりです。

購入する前に他の人の意見を聞く

1万円以上の商品を買うときは、家族か友人に相談する、というルールを決めましょう。こうすれば、衝動買いを防ぐことができます。

延長保証は断る

何か商品を購入するとき、特にそれが電子機器などの場合には、延長保証を勧められることがあります。この場合はきっぱり断りましょう。『消費者レポート（2005年）』によると、ほとんどの商品は最初の3年間に故障することはまずない、という結果が報告されています。

手入れをおこたらない

品物は手入れをしなければ、壊れたり、安全性が低下したり、価値を失ったりします。車は、あなたが所有するものの中でも高価なもののひとつでしょう。推奨されている保守サービスは、必ず受けるようにしましょう。さもないと、長い目で見た場合に、修理のための余分な出費がかさむことになりかねません。

金銭管理をシンプルにする

金銭の出し入れを管理しやすくする最良の方法は、できるかぎりシンプルにすることです。そのためのヒントを次に示します。

確定申告は税理士に頼む

確定申告は細かいことに気を配らなければならない面倒な作業で、ＡＤＤを抱える人にとっては、とくに大変な仕事です。税理士を雇って確定申告を行うのは高額につきすぎると思えるかもしれませんが、不注意なミスをおかしてしまったり、期日までに申告できなかったりしたときには、もっと高いものについてしまいます。

緊急時の資金を用意しておく

毎月の給料の一部を貯金に回しましょう。普通預金口座に、約2か月分の給料に相当する額が常にたくわえられているようにするのが目標です。この貯金は、突然仕事を失ったり、家族を失ったりしたときの当座の資金源になります。緊急時の資金は、必要なときにすぐ使えるよう、引き出しやすい口座に入れておきましょう。

自動引き落としサービスを利用する

自動引き落としサービスを申しこむということは、物やサービスの代金が自分の銀行口座から自動的に引き落とされるよう承認するということです。こうすれば、毎月支払いの手続きをとる手間が省けます。サービスを受けている会社に問い合わせて、自動引き落としができるかどうか確認してみてください。企業によっては、自動引き落としの手続きをとると、料金を割り引いてくれるところもあります。また、紙の請求書ではなく、電子メールによって請求額の通知が受け取れる場合もあります。このサービスを利用すれば、家中に請求書があふれる事態が避けられます。

ただし、自動引き落としサービスには短所もあります。たとえば、請求内容に問題があったとしても、代金が自動的に引き落とされるので、気づいたときにはすでに支払いずみになってしまっています。自動引き落とし時には、銀行の残高を引き落とし額以上にしておく必要があるため、給料を受け取った直後に自動引き落としが行われるように予定を組むといいでしょう。残金がマイナスになった場合は、銀行から高額の利子が請求される場合があります。毎月支払い手続きを行わないようになると支払期日がいつだったか忘れがちになるので、注意が必要です。

持ち歩く現金は少なくする

1週間に必要な現金の合計額を割り出しましょう。そして、持ち歩くのは、この金額だけにします。現金がなくなったときは、次の週まで買い物をひかえます。

ATMの使用もひかえましょう。ATMを使えば現金がすぐ手に入りますが、これはADDを抱える人には有害です。持ち合わせの現金があればあるほど、使ってしまう傾向があるためです。ATMを使うときは、手数料を請求しない銀行を選びましょう。ATMから一〇〇〇円、二〇〇〇円を引き出してもたいした額にはならないと思いがちですが、実は、あっという間にまとまった金額になってしまいます。

請求書のカゴを利用する

請求書が支払われないままになる理由は、請求書をなくしてしまったり、支払うのを忘れてしまったりするからです。これを防ぐために、あらゆる請求書をカゴに入れて保管するようにしましょう。

また、あらゆる支払の期限が同じ日になるように、会社に期日を変更してもらうこともできます。給料受取日が月に2回ある場合には、請求書の支払い日もこれにそって2回に分けるといいでしょう。請求書の支払期日を整理すると、支払い手続きが非常に楽になります。

領収書を整理する

領収書は気がつかない間に山積みになってしまうものです。あとで必要になると思われるものだけを保管するようにしましょう。保管しておくべき領収書とは、次のようなものです。

- **高額な買い物の領収書**
- **返品することになるかもしれない品物の領収書**
- **税金控除の対象になる物品や金額の領収書**
- **返金が予定されている物品の領収書**

小ぶりのインデックスファイル・フォルダーを購入し、領収書を月ごとに保管しましょう。領収書を受け取ったら、必ずすぐにこのフォルダーに入れるようにします。年度末になったら、このフォルダーの見直しを行い、必要のなくなった領収書は破棄します。税金控除対象の領収書は、「××年度確定申告用領収書」と書いた別の封筒に入れましょう。

ＡＤＤと負債の関係

ＡＤＤのある人が負債を抱える率は、ＡＤＤのない人よりも高くなっています（*Weiss and Hechtman 1993*）。その理由は、衝動買いの傾向と物を整理する能力の欠如にあります。何度も同じ物を買ってしまったことがありませんか？　このようなことは、度重なると大きなむだになります。

クレジットカードの使用を減らす

金銭管理について書かれた本の多くでは、クレジットカードの使用をすべて止めるように説きます。でも、クレジットカードの使用を完全に停止するのは、ＡＤＤを抱える人にとって現実的な手段ではないうえ、かえってクレジットカードの使用増加を招くことになりかねません。何かが禁止されると、よけいやりたくなるのは人間の性で、ＡＤＤの人は、特にこの傾向が強いのです。

クレジットカードの使用をきっぱりやめるよりも、それをどれだけ使っているか自覚しましょう。意識的にカードを使用すれば、あなたの信用度も上がり、節約にもつながります。

クレジットカードの問題を避けるには、できるかぎり現金で支払いをするようにしましょう。店舗によっては、支払いをデビットカード（銀行のキャッシュカード）ですませることもできます。デビットカードは一見クレジットカードと同じように見えますが、支払い金額は即座に自動的に銀行口座から引き落とされます。デビットカードを使用するときは、支払い金額をまかなえる額が銀行口座に残っているよう気をつけましょう。

クレジットカードで買い物をした際は、きちんと支払を完了することが非常に重要です。

個人情報の流出に気をつける

あなたの身元情報や金融情報（クレジットカード番号、ＩＤ、パスワード等）を盗み、あなたになりかわって金額を引き出す「なりすまし詐欺」は増加の一途をたどっています。

このような情報を盗んだ犯人は、クレジットカードを使って、あなたの名前で借金をしたりするなど、悪夢のような金融犯罪を引き起こします。万一「なりすまし犯罪」の被害にあった場合は、各都道府県警察の「サイバー犯罪相談窓口」に連絡してください。

予算を立てる

細かい予算計画を立てるのは無理だとしても、月々の主な支出項目については知っておく必要があります。予算計画は、ノートや家計簿などを利用して立てましょう。まず、変更不可能な支出項目を書き入れます。たとえば、住宅ローン、家賃、車のローンなどはみな、毎月支払うことが決まっている項目です。次に、食費、光熱費、医療費など、日々の生活必需品にかかる金額を書きこみます。最後に、娯楽、外食、家族や友人へのプレゼントなどといった必需品ではない項目を記入します。

次に、月々の収入を書き入れ、そこから合計支出額を差し引いてください。月末に残高が残りますか？

もし支出のほうが収入より多いようだったら、過去数か月間、どれくらい支出があったかを見直してください。支出を減らせる分野がありませんか？　たとえば、食糧は必需品ですが、1か月の合計支出額は調整可能です。もっと割安な食料品を買うようにつとめることが必要になるかもしれません。

また、小額の支出についても考えてみてください。たとえば、週に1度400円のグルメコーヒーを飲んだとしたら、1年で2万1200円の出費になります。これがもし毎日のことだったら、いくらになるか考えてみてください！　買い物ひとつひとつについて端《は》数《すう》まで気にしすぎる必要はありません。何に使ったかわからないような小額の買い物や、予算に入れるには細かすぎる金額のものはいつだって出てくるものです。このような項目を調べるのは時間のむだですし、イライラもつのってしまいます。おおよその予算を立てればいい、ということを忘れないようにしましょう。

財政目標を設定する

家計面における目標を、当座、短期、長期それぞれについて設定することは、達成したい目標を明確化することになります。目標があれば、支出削減に向けてやる気がわいてくるでしょう。

エクササイズ▼　自分の財政目標を識別する

①ペンと紙をもってきましょう。

1枚の紙の上部に、「当面の目標」と記入します。
もう1枚の紙に、「短期目標」と記入します。
もう1枚の紙に、「長期目標」と記入します。

②「当面の目標」から取り組みます。これは、この1か月の間に達成したい財政目標です。いくつ記入してもかまいません。でも、実現可能なものにしましょう。たとえば、「ヨットを所有する」というような目標は、あなたが非常に裕福でないかぎり「当面の目標」としては不適切です。「当面の目標」に含まれる例としては、次のようなものがあります。

・財務管理を1週間に一度実行する
・今月は車のローンを期日内に支払う
・請求書の支払期日のリストを作成する

③「短期目標」リストには、この1年間に達成したい財政目標を記入します。このリストに含まれる例には次のようなものがあります。

・2枚のクレジットカードによる支払いを終える
・車のローンに、より低い利率を適用する
・税金を期日内に支払う
・毎月、普通預金に貯金する

④「長期目標」リストには、これから5年以内に達成したい目標を書き入れます。このリストには次のようなものが含まれます。

・すべてのクレジットカードによる支払を終える
・普通預金口座に6か月分の給料の貯蓄をする
・新しい車を買う

・家の屋根を新しくする

目標を設定すれば、自分のやる気を向ける対象ができます。リストをチェックし、何かが達成できるたびに、リストを更新しましょう。欲求不満がつのったときは、目標リストを取り出して見直してみましょう。そして、なぜ財務状況を整える努力をしているのか思い出してみましょう。あなたは、お金が自分にとってうまく役立つように状況を変えようとしているのです！

ＡＤＤがあっても、金銭管理は可能です。細部にこだわらない方法でやればいいのです。次の章では、自分自身に気を配ることによって、ＡＤＤがもたらす問題を軽減する方法について学びます。

第6章 セルフケアに注意を払おう

第5章では、金銭管理について学びました。家計が健全であることは、あなたの人生の重要な一部です。でも、同じくらい重要な人生の側面は他にもあります。本章では、他の面をも健全にすることについて紹介し、よりバランスのとれた生活を送る方法を学びます。

ADDのある人は、ペースの速い生活を送っていることが多いので、速度を少し落として、バランスのとれた生活を送っているかどうか振り返るのを忘れがちです。飛行機に乗ると客室乗務員が緊急時の説明をしますが、その中で酸素マスクを子どもにつけるには、まず自分のマスクを着用してからにするよう注意します。このことは日常生活にもあてはまりまります。まず自分の世話ができなければ、他の人の世話はできないのです。毎日時間を割いて、自分の体、精神、知的水準の状態を整えるようにつとめましょう。健全さを保つための時間をどうやって作り出したらいいのかわからなければ、第4章「時間を管理しよう」をお読みください。

健全さのモデルを使う

健全さを保つには、バランスのとれた暮らしができるように生活を変えることが必要です。健全さには、身体、社会、職業、精神、知性、感情の6つの局面があります。

身体面での健全さとは、運動ができること、健康的な食事ができること、適切な医療が受けられること、常習性の薬物を用いないこと、そしてストレス軽減法やリラックスの手段が実行できることです。社会面における健全さとは、さまざまな人々と交われること、効果的に人と意思を伝えあえること、住んでいる地域を豊かにできること、友情が育めること、楽しむことができること、そして仕事と娯楽のバランスがとれることを指します。

職業面での健全さとは、自分の仕事が楽しめること、仕事が探せること、自分のスキルやニーズに合った仕事が見つけられることです。これにはまた、新しいスキルが身につけられる機会を見分けられることも含みます。精神面での健全さとは、精神的な活動に参加できること、環境を保護できること、自分の倫理観や人生の目的が表現できること、そしてほかの人の幸福に心を配ることができることです。

知性面での健全さとは、現在社会で起きていることが理解できること、新しいことが経験できること、自分が置かれた環境を観察できること、そしてものごとを批判的に考える能力が持てることです。これにはさらに、問題解決能力も含まれます。感情面での健全さとは、自分の気持ちが表現できること、感情をコントロールできること、効果的で健全な対処能力を身につけること、人生をポジティブにとらえられること、そして人の助けが必要なときが自覚できる一方で、人に精神的に依存しない生活が営めることです。これにはまた、自分のために現実的な目標を設定する能力も含まれます。

ＡＤＤのある人は、健全さのある一面に過度に熱中し、他の面の健全さを長期間無視してしまう傾向があります。そして、このアンバランスのために、不調や不幸せや、気分の落ちこみなどを招いてしまいがちです。本章では、ＡＤＤの人に適した、健全さの諸局面をバランスよく保つ方法を紹介します。第7章では、職業面における健全さについて学びます。そして第8章では、社会面における健全さについて紹介します。この章ではまず、身体面、感情面、精神面の健全さを向上させる方法を身につけましょう。

身体面の健全さを達成する

身体面の健全さは、運動、食事、睡眠に大きく左右されます。

運動をはじめよう

お金もかからず、健康的で、かつ楽しみながらADDの症状を軽減する方法があると聞いたら、どう思いますか？　実は、そんな方法が実際にあるのです。これは運動することです。運動はまた、ADDの人たちの間でふつうの人より高率にみられる「うつ」の症状の軽減にも役立ちます（*Seenik, Swenson, and Lage 2005*）。最も効果的なのは、朝一番に運動すること。こうすれば、1日中その恩恵にあずかることができます。1日30分だけ、1週間に3回運動するだけで、気分はずっと向上します。

運動にお金をかける必要はありません。運動靴があれば充分です。今まで運動をしていなかったのなら、徐々にはじめましょう。やりすぎは禁物です。急激に過度の運動をすると、けがをする危険があります。運動プログラムをはじめるときは、医師に相談しましょう。運動とはちょうど、マニュアル車の運転を覚えるようなものです。最初は大変ですが、しばらくすると、体が自然に動くようになります。

✣運動のパートナーを探そう

運動のパートナーがいると、運動プログラムが持続できる確率はずっと増します。一緒に運動する誰かが待っているのがわかっていれば、やる気も生まれます。その人に対する責任があるわけですから。

犬を運動のパートナーにしている人もたくさんいます。犬は散歩が大好きですし、いつもあなたについてきてくれます。おまけにこの運動パートナーは、ほとんどの場合、いつでも文句を言わずに運動につき合ってくれます。

✣運動のルーチンを変えよう

ADDのある人にとって、多様性はまさに人生のスパイスです。運動の退屈さを克服するには、ルーチンを変えましょう。近所を歩いたり、グループで行うエクササイズに参加したり、同僚と昼休みに歩いたり、庭仕事をしたりしてみるのも一案でしょう。体重が68キロの人にとって、1時間のガーデニングは45分間のジョギングに匹敵します。何をするかが問題なのではなくて、活動的になることが大事なのです。

健康的な食生活をしよう

健康な体を維持する最善の方法は、運動とよい食事習慣とを組み合わせることです。ADDがあると、ADDのない人より体重が増加しやすく、減量も難しくなります（*Altfas 2002*）。減量プログラムに集中し続けるのは、ADDの人にとっては難しい場合があります。とくに、体重が減りだすまでにしばらく時間がかかる場合は、飽きてしまいます。ADDの人は、すぐに効果が得られることが好きなのですが、健康的な体重にするには時間がかかります。そこで、健康的な食生活を送るための実現可能な方法を紹介しましょう。

✣流行中のダイエットは要注意

どんなダイエットをはじめるにしても、まず医師に相談しましょう。一時的に流行しているダイエットには注意が必要です。このようなダイエットはすぐに体重が減ることをうたい、不健康な食生活を勧める場合があります。流行中のダイエットに関するもうひとつの注意は、ダイエットをやめると、すぐに体重が戻ってきてしまうことです。生活スタイルと悪い食習慣を改善するほうが、望ましい体重が手にできるずっといい方法です。

✣食事量を制限する

食事量の制限とは、たとえば、箱に入っているすべてのクッキーを一度に全部食べないようにする、ということです。たとえ低脂肪クッキーであっても同じことです。つまり、いつもより食べる量を少量に抑えるように心がけましょう。レストランでは、必要以上の量が出されることが少なくありません。残した分は、いつでも家に持ち帰ればいいことを忘れないでください。

自宅やパーティーで食事を自分で皿に盛るときは、いつもより小さな皿に盛るようにしましょう。そしてパーティーに行く前には、何か軽く食べてから出かけましょう。こうすれば、パーティーで食事をむさぼるような事態に陥らなくてすみます。

✣思慮深い食べ方を心がける

食事以外のものに気をとられていると、食べすぎてしまいがちです。ですから、食事そのものに神経を集中させましょう。ＡＤＤの人は早食いしがちで、早食いは食べすぎにつながります。ＡＤＤの人は自分の外の環境に注意が払いにくいだけではありません。実は、自分の内側の環境、すなわち自分の体に注意を払うことにも問題を抱えがちです。ＡＤＤの人は、満腹になったときを知るのが苦手です。これを克服するには、マインドフルな食べ方を実行するといいでしょう。食事をするときは、ゆっくり噛んで、食べ物の本来の味を噛みしめるようにするのです。現在の瞬間に注意を払うように意識的に努力しましょう。

次に紹介するのは、マインドフルな食べ方を実行するためのヒントです。

・食事の前に感謝を捧げましょう。
・食べはじめる前に、食べ物を見て、それがどこから来たものか、そして自分の食卓に上るまでにどれほどの苦労が払われたのかについて考えてみましょう。
・食事をとるときは、他のことはしないようにしましょう。食べながら何かを読んだり、テレビを観たりするのはやめます。

・必ず座って食べましょう。立ったままで食べたり、走りながら食べたり、車の中で食べることはやめましょう。

・食事の準備に時間をさきましょう。箱からそのまま食べたりするのはやめましょう。

マインドフルな食べ方を実行すると、必要な食事の量が減ったことに気づき、食事を前より楽しめるようになるはずです。食べ物をとることが、今までとは全く違う経験になるでしょう。

✣ファーストフードを食べるときは、かしこい選択をする

外に行くときには健康的な食事を持って出かけるのが最善ですが、いつもそうできるとは限りません。でも、ファーストフード店でもかしこい選択をすることはできます。こってりしたソースや揚げ物、砂糖がたくさん入った飲み物などは避けましょう。サラダを注文するときは、低脂肪のドレッシングを選びましょう。レストランでは、メニューを見て、健康的な食べ物を探しましょう。今では多くのレストランが、カロリーや脂肪含有量をメニューに表示しています。

よい「睡眠衛生」を実行する

ＡＤＤのある人は、睡眠に問題があることが多く、ＡＤＤのない人より閉塞性睡眠時無呼吸症候群、下肢静止不能症候群やいびきなどの睡眠障害を抱える傾向があります（*Wagner, Walters, and Fisher 2004*）。睡眠障害は、環境、遺伝子、あるいは「睡眠衛生」が不適切であることが原因で引き起こされている可能性があります。睡眠衛生を実践することは、夜に安らかに眠るための健康的な方法です。

✣「移行時間」を作る

就寝時間にスムーズに移行できるように、少なくとも眠りにつく30分前にはテレビやパソコンを消しましょう。電子機器からの感覚刺激は、脳のテンションを上げ続けるからです。脳がこのような多くの刺激を鎮めるには時間がかかります。寝る前のこの30分間に、リラックスできる音楽を聴いたり、猫や犬と遊んだりといった、より速度のゆっくりした活動を行いましょう。ブザーを就寝時の30分前に設定して、テレビやパソコンを消す時間がわかるようにするとよいでしょう。子どもがいる人は、自分が眠るまでの30分よりもっと早く、子どもたちが就寝につく30分前にテレビやパソコンを消します。そして、子どもたちが布団に入ったら、そのままテレビやパソコンを消したままにし、リラックスできることをしましょう。

✣寝る時間を一定にする

1週間の何曜日であっても、毎晩同じ時間に就寝し、同じ時間に起床するようにしましょう。たとえば、ウィークデイでは朝7時半に起きて夜11時に寝るのに、週末は11時に起きて、午前2時に寝る、というようなパターンだと、体は、月曜日の朝にウィークデイの時間に合わせられなくなってしまいます。毎日同じ時間に起きるようにすれば、体は自然なリズムを刻むようになります。

✣寝室では2つのことしかしない

ベッドは就寝と愛を交わすだけのために使うようにします。テレビや読書や書類作業などには使わないようにしましょう。このようなことをすると、睡眠だけでなく、夫婦の仲にも悪影響を与える可能性があります。こういった活動には、他の静かな部屋を使いましょう。寝室は寝るための場所だという感覚を強くすればするほど、眠りにつくのが楽になります。

✣睡眠中の歯ぎしりを防ぐ

ＡＤＤがあると、睡眠中に歯ぎしりをしやすくなります。これは、過剰なエネルギーを夜間に燃やしつくすそうとするためです。歯ぎしりは一種の病気です。歯ぎしりを放置しておくと、歯が欠けたり、擦り減ったり、歯痛が起きたりするだけでなく、顎の筋肉痛や頭痛が引き起こされる場合もあります。歯ぎしりは、就寝中に歯をすり合わせるのを防ぐ「マウスガード」を使用すれば防げます。マウスガードはアクリル樹脂で作られており、装着する人の歯の噛み合わせの形に合わせて作られます。マウスガードは歯の寿命を延ばしてくれるだけでなく、一緒に寝る人の安眠も助けてくれます。マウスガードを作るには、歯科医に相談してください。

自分の体に耳を傾ける

ＡＤＤのある人は、外の世界に注意を払うのが苦手なだけでなく、自分の内面の世界に注意を払うのも苦手です。空腹感を感じないために長い間何も食べなかったり、その反対に、満腹感を感じないので食べすぎてしまったりします。また、自分の疲労の程度に気づかないため、睡眠をとらずに夜ふかしをしてしまったりします。

日中、「体は何を伝えようとしているのだろう?」と自分に尋ねてみましょう。自分の体が、疲労時、空腹時、悲しいとき、退屈しているとき、ストレスを感じているときなどの状況にどう反応するか考えてみましょう。一例をあげれば、空腹時には、胃が鳴ったり、頭がぼんやりしたりします。手が震えるかもしれません。自分の体の反応にもっと敏感になれば、自分を疲れさせてしまわないですみます。たとえば、自分は6時間何も食べないと激しい空腹感に襲われるということがわかったら、4時間ごとに食事をとるようにすればいいのです。

感情面の健全さを達成する

感情面が健全であるということは、リラックスできること、前向きな態度がとれること、創造力が発揮できること、そして楽しめることを意味します。自分の感情にうまく対処できなければ、総合的な健全さを築くことはできません。

テレビを見る時間を制限する

ゴールデンタイムの番組に暴力シーンが含まれる率は、子ども番組で80パーセント、ドラマで82パーセント、リアリティ番組*で46パーセントにもおよぶことが研究でわかっています（*Smith, Nathanson, and Wilson 2002*）。テレビで暴力シーンを目にしていると、感受性が鈍ります。暴力シーンを見れば見るほど、暴力が気にならなくなります。一方、テレビのニュースで何か恐ろしいことが起きていても、視聴者は被害者を助けることができないため、心が傷つけられることがあります（*Schlenger 2002*）。また、テレビでニュースを見て、自分の住む地域でも非常に多くの犯罪が生じているように感じてしまうこともあります。トラウマになるような事件を繰り返しニュースで見ていると、自分を無力に感じてしまいます。テレビを見る時間を減らして、自分の態度に変化があらわれるかどうかみてください。今までより穏やかで、楽観的な気分になれることでしょう。

＊おもに素人の視聴者が課題に挑戦する姿をドキュメンタリータッチで描く番組

楽しみも忘れずに

7日目を休日にするのは宗教に根ざした習慣かもしれません。でも、これは健康的な生活をおくるための知恵から生み出された習慣でもあります。1週間に休みを入れることは、ADDのある人には特に有益です。ADDの人は、時間管理が苦手なので、ウィークデイに疲労がどんどんたまっていきます。楽しんだり創造的なことをしたりするのは仕事と同じように大切だということを忘れないでください。1週間に1日は、リラックスしたり楽しんだりできる日を作りましょう。休息日を探すのが難しければ、第4章「時間を管理しよう」を参考にしてください。

リラックスできることを探す

瞑想がストレス軽減に役立つ人もいますが、ADDがある人にとって、床に座って雑念を払う行為は簡単ではありません。動きをともなうリラックス法のほうが、ADDの人にはやりやすくメリットもあるでしょう。たとえばヨガには、ストレッチングや深呼吸やさまざまなポーズをとることが含まれています。ヨガを行えば、リラックスと、ADDの人が必要としている大好きな動きとを組み合わせることができます。

イメージの視覚化は想像力が発揮できるため、ＡＤＤの人にとって最適なリラックス法と言えるでしょう。さらには、リラックスしながら、精神をアクティブに保つことができます。誘導イメージ療法のＣＤやテープは市販のものが手に入ります。これは、ナレーターの情景描写を耳で聴いて、イメージをふくらませる療法です。

怒りのレベルを下げる

ＡＤＤのある人は、怒りを爆発させるまでの時間が非常に短いことがあり、怒りのレベルが数秒でゼロから60度に達してしまったりすることがあります。ＡＤＤのない人には何でもないことでも、起爆剤になりえます。ＡＤＤの人がよく引き起こす問題は、本人は自分が怒りを爆発させたことをすぐに忘れてしまうのですが、周囲の家族にはトラウマが残ることです。怒りの発作は人間関係を緊張させ、破滅的な怒りの悪循環を招きます。

怒りは人間の正常な感情のひとつです。怒りが問題となるのは、怒りへの対処のしかたが悪いときです。もしかしたらあなたは、どなれば、自分の思いをより効果的に相手に伝えられると思っているかもしれません。でも実際には、どなればどなるほど、相手は心を閉ざしてしまいます。怒りは矛盾した感情で、怒りを取り除こうと努力すればするほど、怒りがわいてきます。怒りを取り除こうとするのではなく、怒りに対処するやりかたを変えることを目標にしましょう。

怒りを感じたときの体の反応に注意を向けてください。顔が赤くなりませんか？　手が震えませんか？　自分の体からの合図がわかれば、その体の反応が起きたときに、何らかの処置をとることができます。恋愛や夫婦関係における怒りの影響と、関係を向上させる方法については、第９章で説明します。

精神面の健全さを達成する

自分と世の中がどう結びついているかを説明できるのは、あなた自身しかいません。精神面での健全さを達成することは、自分と世の中の人がつながっていると自覚すること、そして自分の選択が他人にも影響を与えるという事実を知ることです。精神面での健全さを育てる過程の重要な部分は、自分の魂をいたわる時間を作ることにあります。

地域活動に参加しよう

組織立った伝統的な活動に参加することは、地域の一員であるという自覚と他者とひとつになる感覚を高めます。もしかしたらあなたには、じっと座っていることができなかったため、そういった集会から何も得られなかったという経験があるかもしれません。でも自分の信念に合致し、時間もかからず、体を動かすこともできるようなグループ活動を見つけることは不可能ではありません。

また、奉仕団体の活動に参加すれば、地域と一体化することができます。「わたし」にとらわれるのではなく、「わたしたち」に意識を向けることによって、世界に変化をもたらすことができるのです。他人を助けることに考えを向けると、うつの感情も軽くなります。

創造力が豊かであることは、ＡＤＤの人の優れた特質のひとつです。参加する団体にすばらしいアイデアを提供すれば、きっと他のメンバーがそれを実行に移してくれることでしょう。こういったコラボレーションは、それぞれの世界のいい面を最大限に引き出してくれます。

感謝の気持ちを表す

1日を通して、あなたはイライラさせられるできごとに数多く遭遇しているに違いありません。物をなくしたり、いろいろなことが混乱したり、注意を集中させることができなかったり……。こういった状況では、人生のうまくいっている面を忘れがちです。ですから、毎晩寝る前、日記帳に、感謝の気持ちを覚えたことを5つ書きつけましょう。また、ひらめきを得たことをひとつ、驚いたことをひとつ、そして心に触れたことをひとつ、書きつけましょう。ポジティブな面に注意を向ければ、いらだったことも忘れることができます。その日の疲れも軽くなることでしょう。

ひとりで静かにすごす時間を作る

家の中で、「隠遁《いんとん》」できるところを探しましょう。たとえ狭いところに住んでいても、部屋の一角を聖域に変えることはできます。その場所を、心が癒される手工芸品や品物で飾りましょう。そして、このスペースで静かに休息できる時間を作ります。この場所には、他の人を入れないようにしましょう。とくに、この場所にいるときは、ひとりになれるようにしてください。静かに内省しているときには、最高のアイデアや考えがわいてくるものです。

人生の目的を探そう

精神面の健全さを達成するということは、自分がこの世に存在する理由を見出すことでもあります。あなたは何かを発見するために、この世に生まれてきたのではありませんか？何らかの正義を守るために生まれてきたのではありませんか？　自分がこの世に生きたしるしとして何を残したいのかを考えてみてください。自分の人生に意味を見出すことで、いろいろなできごとに計画性を持たせることができます。

エクササイズ▼　セルフケアの方法を見つける

ストレスにさらされていると、セルフケアを忘れがちです。このエクササイズを通して、ストレスを軽くするための健康的な手段を見つけましょう。次はそんな手段の一例です。

・散歩する
・友人の家に行く
・スポーツをする
・熱い風呂に入る
・映画を見に行く

興味が持てるさまざまな活動を見つけましょう。右にあげたもの以外の方法を見つけるには、他の人たちがどうやってセルフケアをしているのか観察してみましょう。ストレス管理が上手な人に、どうやって気持ちを鎮めているのか聞いてみるのもいい考えです。また、子どものときにどのようにストレスを管理していたか思いだしてみましょう。次にストレスを感じたときは、このリストを持ち出して、書き出したストレス軽減法を実行してみましょう。

本章では、バランスのとれた健康的なライフスタイルがもたらす効果について学びました。また、人生の目的を見出すことは、精神面の健全さを達成するための重要な構成要素であることも知りました。次の章では、人生の目的を探求することが、自分に合った仕事の発見につながるということを学びます。

第7章 自分に合った仕事を見つけよう

第6章では、身体面、感情面と精神面における健全さについて学びました。本章では、バランスがとれた人生を送るために欠かせないもうひとつの局面、すなわち職業面における健全さについて学びます。職業面の健全さとは、仕事が楽しめること、仕事を探すスキルが身についていること、そして自分のスキルとニーズに最も適した仕事を得る能力があることを指します。さらに、新たなスキルを身につける機会をとらえる能力も含まれます。

ＡＤＤの人の転職率や仕事を解雇される頻度は、そうでない人より高くなっています。これは、世の中の職種のほとんどでは、ＡＤＤがプラスよりマイナスに働くためです。でも、すべての職種が同じであるとは限りませんし、さまざまな職種があるということはＡＤＤを抱える人に特に意味を持ちます。ＡＤＤの人が最も活躍できる職種は、次のような特徴がある仕事です。

・忙しい仕事
・毎日、何らかの異なる業務が含まれるもの
・仕事中に動き回れるような業務
・知的な刺激が得られる業務
・一度に複数のことをこなす能力が生かせる仕事
・プロジェクトに厳格な締切日のある仕事
・フィードバックがひんぱんに得られる仕事
・自分の責務が明確にわかる仕事
・柔軟なスケジュールが組める仕事
・さまざまな人とのやりとりが含まれる仕事
・優れた業績に対して、すぐにその報償が得られる仕事（たとえば、よいサービスをしたと

きに、その仕事ぶりがチップに反映されるような仕事など）

さらに、上司自身がＡＤＤだったり、少なくともＡＤＤに理解がある人だった場合は、強力な味方になってくれます。

自分の仕事がＡＤＤ向きであるかどうかを判断するには、このリストの特徴をどれだけ含んでいるか考えてみてください。

自分の仕事への満足度を評価する

生活のために仕事をすることと、その仕事を楽しむことは両立可能です。現在の仕事を続けるべきかどうか判断しなければならないときは、次の質問を自分にしてみましょう。

- 朝起きたとき、仕事に行くのが楽しみかどうか？
- 自分のＡＤＤの特徴は、今の仕事にとってプラスか、マイナスか？
- 今の仕事から何か恩恵が得られるか？
- 今の仕事に飽きていないか？

・今の仕事は自分の倫理観や信念に適していないのではないか？
・今の仕事は、自分の人生の目的を達成するために役立つか？

仕事の方向を変える

あなたは今、転職したいと思っていると仮定しましょう。ＡＤＤの人は、あることに突進し、しばらくして自分がしでかしてしまったことに気づくと、また他のことをはじめる傾向があります。理想の仕事を見定めれば、成功のチャンスを高めることができます。インターネットの求人案内を見て、自分の興味に合う仕事にはどのようなものがあるか調べてみましょう。

理想の仕事を見きわめる

新しい仕事を探すには、自分について考えてみることが必要です。自分の興味やスキルを見きわめるには、次の質問を自分にしてみてください。

・子どものとき、将来何になりたいと思っていたか？

・学校では、どんな科目が好きだったか？
・自分の最高のスキルと能力は何か？
・楽しみたいときは何をするか？
・家族や友人から、自分の最大の魅力は何だと言われているか？

✣仕事の価値を見定める

あなたが仕事から最も得たいのは何ですか？　ある人にとっては、高給を得ることが一番大事かもしれませんし、ある人にとっては、体を動かす仕事であることが重要な要素かもしれません。あなたはどうですか？　身分の保障ですか？　仕事中、さまざまなことをしたりさまざまな場所に行ったりできることですか？　それとも、誰かを助ける機会が得られることが重要ですか？　仕事から得るべき重要な価値を上から順に3つあげてみてください。そして、興味のある仕事が、この3つの価値と合致しているかどうか考えてみてください。もし合致しなければ、その仕事はあなたに最も適しているとはいえない可能性があります。

✣他の人の仕事を体験してみよう

ＡＤＤのある人は、関心をひく仕事が見つかると全力で突進し、結局自分が考えていたものと全く違うことがわかって１か月でやめてしまう、という状況に陥りがちです。これを避ける方法のひとつは、仕事につく前に、その仕事をしている人について職場体験をさせてもらうことです。職場体験とは、誰かについて、その仕事の少なくとも一部を体験することにより、その仕事にどんなものごとが関与しているのか、実感できる機会です。

興味がひかれる仕事をしている人がいたら、次の質問をしてみましょう。

- **典型的な１日の仕事はどのようなものですか？**
- **この仕事をするにはどの程度の教育レベルが必要ですか？**
- **この仕事には、どのようなスキルが必要ですか？**
- **この仕事には、どのような性格の人が向いていますか？**
- **この仕事をするには、ものごとを組織立てて行う能力が、どの程度重要ですか？**
- **あなたの仕事の一番いい点は何ですか？**
- **あなたの仕事のどの点が変えられたらいいと思いますか？**

・この仕事をどうやってみつけたのですか？

✣自分の睡眠サイクルに適した仕事を探す

あなたの以前の仕事は、あなたに適したものではなかったかもしれません。たとえば、夜間に神経を鋭くすることが必要で、昼間眠ることが要求されるような仕事だったかもしれません。逆に、夜型の人は、それが必須条件となるような仕事を探しましょう。

✣自宅勤務について

自宅勤務を選択する人は年々増えています。ＡＤＤの人にとって、自分の事業をはじめることや、自宅で快適にできる仕事につくことは心躍る体験です。自分でフレキシブルな勤務時間が決められるし、通勤する必要もなく、自主性が発揮できる余地も広がります。ただし、自宅勤務には自発的な姿勢と優れた時間管理能力が必要で、残念なことに、この2つはＡＤＤのある人には苦手な分野です。自宅勤務を決めてそちらに進む前に、自分には意欲ときちんとした生活サイクルが備わっているかどうか、よく考えてみましょう。

仕事探しに外部の助けを借りる

「整理のサポーター」が物にあふれた状態克服の手を差し伸べてくれたように、仕事探しでも、第3者に貴重な支援やガイダンスの提供を頼むことができます。どのような仕事が自分に最も適しているかを見定めるひとつの方法は、就職カウンセリングを受けることです。就職カウンセラーには、カウンセリングを職業としている専門家、人材紹介業で働く人、あるいは専門学校や大学で就職を専門に扱っている人などがいます。

自分の性格タイプを発見する

性格タイプとは、ある人の「人となり」を構築する性格的な特徴を集めたもののことです。自分の性格タイプを発見するには、カウンセラーのところで評価表に記入して調べる方法もありますし、自分自身でも見つけ出すことができます。自分の性格タイプがわかればそのタイプに最も合った仕事を発見することができるだけでなく、その性格タイプがどのように恋愛関係、家族生活、学習スタイルに影響をおよぼしているかがわかります。

学校に戻ることを考えてみる

ＡＤＤを抱える人の多くは、慢性的に能力より低い仕事についている傾向があります。つまり、本人の知的水準と能力を下回る仕事をしていることが多いのです。これでは仕事が退屈に思えてしまうでしょう。ＡＤＤの人が能力より低い仕事につきがちな理由は、集中力が欠けていたために卒業証書を手に入れられなかったことにあるのかもしれません。もしそうであれば、学校に戻ることは、大好きな仕事を手にする道をひらくことにつながります。

今度は、学校生活が前向きな体験になるでしょう。というのは、あなたは自分のＡＤＤのことを前に学校に通っていたときよりよくわかっているからです。さらに今では、ＡＤＤの薬を服用しているかもしれません。もしそうだとすれば、成績は大いに向上するはずです。

より高い教育を受けるには費用がかかるため、これから数年間はかなりきびしい状況で暮らさなければならなくなるかもしれません。でも、これはあなた自身への投資です。長い目で見れば、今より高給の仕事や、今より多くのスキルを手にすることができるようになるでしょう。学校に戻ることを念頭に、地域の学校を調べてみましょう。高卒資格を手にしていなくても、「高校卒業程度認定試験」（旧大検）に合格すれば、大学に進学することができます。

通常の大学以外の学習手段も調べてみましょう。フルタイムで働きながら大学卒業証書を手にする人のための通信制大学やオンラインプログラム、週末クラスが受講できるところもあります。自分の得意な分野でさらにトレーニングを積むことで、スキルの幅を広げましょう。ＩＴスキルのコースも調べてみましょう。

仕事探しを最大限に活用する

もしあなたの現在の仕事がＡＤＤ向きではなかったり、あなたの人生の目的に一致しなかったりした場合は、転職のための仕事探しをはじめるべきです。ただ、ものごとを整理する能力に障害があると、仕事探しは、負担が大きく、混乱した作業になってしまいます。このセクションでは、仕事探しの作業を細分化しました。簡単な手順に従うこの方法なら、こなしやすく能率よく仕事探しを行うことができるでしょう。

仕事を探していることを人に知らせる

あなたが仕事を探していることを誰かを通じて雇い主に伝えてもらうという形は、仕事を見つける最もいい方法です。知っている限りの人に、求職中であることを伝えましょう。そのとき、自分の関心やスキルについても伝えておきましょう。友人の友人がちょうど人を探していたというようなこともよくあります。

最新の履歴書を用意しておく

履歴書は、雇い主にとってあなたを知る貴重な情報源です。これによって、あなたの職歴、教育レベルと身につけているスキルを知るのです。何か加えるべき事項が生じたらすぐに入力する習慣をつけて、常に最新のものにしておきましょう。履歴書の更新を先延ばしにすると、大事な事項を忘れてしまう危険性が生まれます。

履歴書に誤字や文法的なエラーがあると、命取りになります。エラーのある履歴書は、ごみ箱に直行する運命にあります。履歴書を作成するときには、誤字のチェックをするだけでは足りません。パソコンの誤字チェックシステムはすべてのまちがいを拾い出してくれるわけではないのです。パートナー、ルームメイト、就職カウンセラーなどに頼んで、履歴書をチェックしてもらいましょう。また、作成した履歴書をインターネットの求職サイトにアップしておくと、多くの雇い主にあなたの履歴を見てもらうことができます。

常に名刺を携帯する

名刺を渡すと、相手にあなたのことが印象づけられるので、連絡してくれる可能性も高まります。高価な名刺を作る必要はありません。名刺用の印刷用紙を使って、自分のパソコンで作ることもできます。名刺には、住所、電話番号と電子メールのアドレスを記入しましょう。さらに、自分の関心のある分野も記載しておきましょう。名刺は常に携帯してください。仕事につながる情報を持っている人に出あうチャンスは、どこにでもころがっています。

面接スキルを磨く

就職面接の目的は、将来の雇い主が、あなたという人物を知り、求職しているポジションに適しているかどうかを見定めることにあります。同じくらい重要なのは、あなたにとっても面接は、応募する仕事が自分のスキル、性格、価値に見合うものかどうかを知る機会になるということです。以下、面接中にあなたの最高の局面を示すためのヒントを紹介しましょう。

✣宿題をすませてから行く

面接に出かける前に、応募企業についてリサーチをしておきましょう。大企業であれば、証券会社のウェブサイトなどで情報を調べることができます。また、経済紙や経済誌に目を通しておきましょう。

自分にふさわしいと思われる給与額についても考えておきましょう。希望給与は、面接時にほぼ必ず質問されます。面接の前に、自分が応募する職種の妥当な給与額について調べておきましょう。具体的な金額を考えるときは、自分の経験年数も考慮に入れましょう。

✣用意周到な状態で行く

練習を積んで、面接スキルを磨きましょう。友達に面接官の役をしてもらい、あなたの出来ばえを評価してもらってください。次にあげるのは、面接でよく聞かれる質問です。

・今の仕事を辞めたい理由はなんですか?

・自分のことをどう表現しますか?

・あなたの長所と短所は何ですか？
・ストレスにどうやって対処していますか？
・あなたを雇うことで当社が得られるメリットは何ですか？

✣その仕事のプロの装いで出かける

面接のための服装を選ぶときは、応募する仕事にすでについているような服装でいきましょう。もし事務職に応募するなら、それらしい服装で面接に臨みましょう。面接直前には深呼吸をして、ふだんの自分でいられるようにしましょう。ありのままの姿を見せたほうが、雇用主には好印象を与えるものです。自分には、応募する職種が要求している能力と適性があるという自信を持ってください。面接後は、面接官にお礼状を送りましょう。面接の機会を与えてくれたお礼を述べたうえで、応募した企業に深い関心を抱いていることもつけ加えておきましょう。

ADDに逆らわずに、ADDとともに働く

自分のスキル、関心、教育レベルに見合う仕事を見つけたら、仕事をうまく楽しくやっていくために何らかの「優遇措置」が必要であるかどうかを考える必要があります。「優遇措置」とは、あなたが仕事に集中し、効率的に働けるようにするために、環境を自分に合わせて調整することです。優遇措置を手にするには、次のような手段があります。

- **自分に合うように、職場と職場の習慣を自分の力で調整する**
- **雇い主に職場環境を調整してくれるように頼む**

職場の不文律を学ぶ

従業員規則を備えている企業がたくさんあるとはいえ、職場には、ものごとをとりおこなう暗黙のルールがあります。たとえば、上司よりも秘書のほうが実際の権限を持っている職場などもあるでしょう。ADDのある人は、暗黙のルールを察知することが苦手です。このようなルールを学ぶには、職場の他の人がどのようにやっているかを観察しましょう。職場に慣れたら、内情に通じている人に、どのようにものごとが行われているかたずねて

みましょう。

自分のために職場で便宜を図ろう

次に掲げるのは、仕事と職場をＡＤＤ向きにするための簡単なヒントです。

・１日の勤務の中に気分を変える時間を作りましょう。たとえば数分間、外を歩くだけでもかまいません。
・昼休みには散歩をしましょう。
・仕事の計画を立てるとき、会議などのイベントには余裕の時間をとるようにして、スケジュールが過密にならないよう図りましょう。
・もし可能であれば、仕事をまとめたり細かな事務処理を手伝ってくれる事務のアシスタントを雇いましょう。
・比較的気が散ることの少ないオフィスをあてがってもらえるよう頼みましょう。会社の主な作業場所から外れたオフィスが理想的です。
・パーティションで小さく区切られた部屋で仕事をするのは避けましょう。気が散る要素がありすぎます。

・どうしても気が散る環境で仕事をしなければならないときは、耳栓や雑音を遮断するノイズキャンセリング機能のついたヘッドフォン、イヤフォンを利用しましょう。
・会議中は、手を動かしましょう。身体的なエネルギーを集中させると、注意力を働かせるのが楽になります。このテクニックは、「集中することによる注意転換法」と呼ばれます。
・もし会社側から期限が示されない場合は、自分で期限を決めましょう。
・大規模プロジェクトは、細分化しましょう。
・事務処理は、会社に早く行くなど、気が散る要素が少ない時間に手がけましょう。
・同僚に何か頼まれたときは、用件をメールしてもらいましょう。こうすれば、忘れないですむだけでなく、用件の内容を文書の形で手にすることができます。
・可能な限り、要請や注文は文書で受け取りましょう。できごとの記録を保管することは、自分と自分の仕事を守ることにつながります。
・雇い主に仕事を与えられたときは、正確につかめたかどうか確認するために、自分の言葉で復唱しましょう。
・名前がなかなか覚えられないのは、ＡＤＤの人に共通した問題です。職場の人の名前を覚えるには、個室を含めて職場のレイアウトをすべて書き出し、それぞれの場所にいる人の名前を書きこみましょう。

・雇い主や上司に、自分の仕事ぶりについてフィードバックを頼みましょう。これは文書で受け取るようにしてください。次の勤務評定面接の際には、前回の勤務評定時のフィードバックを持参するようにしましょう。

・自分のオフィスの壁にホワイトボードをかけましょう。何か大事なアイデアが浮かんだら、すぐこれに書きつけるようにします。急を要する用件は、赤色のマーカーで書きこみましょう。

・翌日の用件について自分に念を押しておきたいときは、自分あてにボイスメールか電子メールを送っておきましょう。

ＡＤＤがあることを公表すべきかどうか

ＡＤＤの問題を抱えていることを明らかにすべきかどうか迷ったときは、雇い主に公表することで得られるメリットがリスクを上回るかどうかを考えてみましょう。まずは、独力で自分のための環境改善の努力をしてみてください。それ以上の優遇措置が必要なときは、直接雇い主に相談してみましょう。

エクササイズ▼　自分の職歴をたどってみよう

理想的な仕事探しに最も役立つことのひとつは、過去を振り返って、自分に合わなかった仕事のことを考えてみることです。今までについた仕事それぞれについて、次の項目の答えを書き出してみましょう。

・職場での地位
・会社名
・仕事に就いていた期間
・辞めた理由
・仕事が気に入っていたかどうか。また、その理由

今までやってきた仕事の詳細をすべて思い出すのは難しいかもしれません。でも、最も重要なことは、それぞれの仕事をなぜ辞めたか、という理由です。リストを見て、辞めた理由について考えてください。

辞めた主な理由は、仕事に飽きてしまったからですか？　それとも、解雇されたのですか？　円満退職しましたか？　それともけんか別れしましたか？

どの仕事が気に入っていて、どの仕事が不満だったか、そしてその理由がわかれば、将来の仕事を探す際に、今までより洞察力に富んだ判断が下せるでしょう。

この章では、ＡＤＤの人に向いている仕事がどのようなものであるかについて学びました。また、職場の暗黙のルールや、自分のニーズについて雇い主に依頼する方法についても学びました。第8章では、ソーシャルスキルを向上させて成功への道に乗り出すための方法を紹介します。

第8章　ソーシャルスキルを磨こう

第7章では、職業面の健全さを保つことの大切さについて学びました。また、仕事をさらにADD向きにするために環境改善を図る方法についても学びました。本章では、社会性における健全さについて考えます。社会性における健全さとは、さまざまな人々と交わる能力、効果的に意思を疎通させる能力、友情をはぐくむ能力などを身につけていることを指します。

拒絶されたときの感情を抑える

ＡＤＤのある人は、相手に拒絶されると、それを個人攻撃としてとらえてしまう傾向があります。これは、幼いころに他の子どもたちから仲間はずれにされた経験からきているのかもしれません。あなたにも、からかわれたり、人数が足りないときにしかチームに加えてもらえなかったり、誕生会に自分だけ呼んでもらえなかったりした経験がないでしょうか？　おそらく一番つらかったのは、このようなしうちを受ける理由がわからないことだったことでしょう。

あなたは、人生のある時点で他の人にはソーシャルスキルの教則本が配られたのに、自分だけそれをもらい損ねたような気がしていませんか？　他のみんなは暗黙のルールや特別の礼儀作法を教わったのに、自分だけそれを教えてもらえなかったような気がしたことはありませんか？　ＡＤＤを抱えていたあなたは、他の子どもたちのようなソーシャルスキルを身につけることなく育ってきてしまったのかもしれませんし、他の子どもたちの社会的な行動を察知するだけの注意力がなかったのかもしれません。あるいは、罰として休み時間に外に出してもらえなかったため、ソーシャルスキルを身につける機会が制限されてしまったということもあるでしょう。

ソーシャルスキルは、積み木のようなものです。最初の1列を幼いころにきちんとそろえられないと、その上に積み重ねるのは、不可能ではないものの、大きな困難をともないます。この社会的な知識の欠落により、恥をかいたり、内気になったり、落ちこんだり、不安を感じたりしてしまうのです。でも、本章でソーシャルスキルを学べば、積み木を再び積み上げることができます。今度はきっとうまくいくことでしょう。

アクティブな聞き取り能力を駆使する

アクティブな聞き取り能力とは、あなたが相手に注意を払っていること、および言われていることを理解していることを示すテクニックで、対人関係を豊かなものにします。

体を使って相手の話を聞く

相手に向かい合うように座りましょう。手も足も組まないようにします。相手の話を聞いているときに手を組んでいると、相手の話に退屈したり、いらだっているかのような印象を与えてしまいます。視線も相手に合わせましょう。ほんの少し視線を外しても、すぐ元に戻せばかまいません。

ジェスチャーを使って、話の内容について感じていることを相手に伝えましょう。同意するなら、うなずきます。相手に起きたことが信じられないときは、首を横に振ります。「そうなんだ」とか「それで？」といったあいづちを入れると、相手にはあなたが話についてきていることがわかります。

相手の言葉を復唱する

相手に自分の話が通じているとお互い感じることができれば、いい人間関係が生まれます。「言い換え」とは、相手が言ったことを、自分の言葉で言い直すことです。たとえば、友達が「まったくいやになるよ。きのうの晩、デートをすっぽかされたんだ」と言ったとしたら、あなたは、「なんだって！　彼女は来なかったのかい？」と言い直せばいいのです。言い換えは、あなたにとっても相手にとっても、会話の流れをスムーズにするのに役立ちます。友達の話により深く注意を払うようになり、話の内容が覚えやすくなりますし、相手もあなたがちゃんと話を聞いてくれていると感じることでしょう。

このテクニックは、何か指示を与えられるときにも使えます。ＡＤＤのある人は、複数の手順を必要とする指示がなかなか記憶できません。ですから、指示を受けるときは、「今の話を確認させてください」と伝えて、言われた内容を復唱しましょう。こうすれば、何か誤まって理解していたことや忘れたことがあれば、指摘してもらえます。指示を復唱することを覚えておくのが難しければ、上司や友人に、内容を復唱するように促してもらえるよう頼みましょう。

非言語コミュニケーションを読み取る技術を身につける

コミュニケーションには、言語的なものと非言語的なものの2種類のタイプがあります。「言語コミュニケーション」とは、言葉や声を使って意志の疎通をはかることです。「どうしていいかわからないよ」と、ため息をつきながら言うこともまた、言語コミュニケーションの一例です。「非言語コミュニケーション」とは、口を開かずに相手に自分の意向を伝えることです。たとえば、「どうしていいかわからないよ」という意味を言葉によらずに表現するには、手で頭を抱える仕草などがあります。人は言葉だけで話をしているわけではありません。表情やジェスチャーも使って相手に意思を伝えているのです。たとえば、誰かが「君の意見をとても評価してるよ」と言いながら目をぐるっと回してみせたとすれば、たぶん、相手が意味しているのは、言葉とは裏腹に、あなたの意見にまったく関心がないということです。

非言語コミュニケーションの理解は、第1章で学んだ脳の遂行機能が司っています。そのため、ADDのある人は、非言語コミュニケーションの意味を解釈することが苦手です。たとえば、一方的に話し続け、相手が腕時計に目をやったり、あくびをしたりしするサインを見逃し、ずっと話し続けてしまう、というようなことがあるかもしれません。

誰かが自分に話しかけるときは、言語的なメッセージだけでなく、非言語的メッセージにも注意を払うようにしましょう。慣れるまでにはある程度の練習が必要ですが、いちど非言語メッセージの意味を理解してしまえば、次にそれに出会ったときは、すぐに理解できるようになります。

好ましい第一印象を与える

外見で人を判断するのはまちがっていると思われるかもしれませんが、これは人生につきまとう避けがたい事実です。ADDの人は、アイロンをかけるのを忘れてしまったり、その時間がなかったりといった理由で、しわのよった衣類を着用しがちです。ですから、ノーアイロンの服を買うようにしましょう。このような服への投資は、あなたの第一印象を好ましいものにしてくれるので、決してむだではありません。そして、好ましい第一印象は、人とのつき合いの面でも、仕事の面でも、より望ましい結果をもたらしてくれます。

ソーシャルスキルにおけるハンディを埋め合わせる方法を探す

ADDの人は、会話に夢中になると、対人面で不適切な行動をとっていても気づかないことがあります。自分の対人面での行動をモニターするには、いくつか方法があります。そのひとつは人に会うまえに講じる手段で、それ以外のものは会話中に応用できる手段です。

ADDの人は、立ち話をしているとき、相手からどれだけ体を離すべきか判断がつかないことがあります。あまりにも近づきすぎて、相手が不快に感じて身を離すと、あなたがまた近づき、相手がまた後ずさりする、という状況が生まれてしまいます。そのうち相手が壁に押しつけられてしまうということにもなりかねません。

フラフープ・テストをやってみる

社会的エチケットの観点から見た相手との適切な距離は文化によって異なるとはいえ、一般的に、フラフープの直径ぐらいだといってよいでしょう。この距離を、誰かとフラフープを使って練習してみてください。相手と自分との間にフラフープを置いて、距離を会得しましょう。今度、会話に熱中するときは、相手との間に充分な距離があるかどうか考えてみてください。

話題を変えるときは、相手にわかるようにやる

あなたは、会話の内容とまったく関係ない話題を突然はじめることがありませんか？

その理由は、話の内容に飽きてきたのかもしれませんし、忘れないうちに、この話題を伝えなければならないと思ったからかもしれません。でも、相手は、突然違う話題を持ち出

されると当惑してしまいます。話題を変えたり、発想を転換したりするときは、言葉で相手の注意を喚起しましょう。「話は変わるけど……」とか「ちょっと違うことなんだけど……」などと言えばいいのです。この一言で、相手は変化する状況に備えることができます。そして、あなたの気くばりをありがたく思うはずです。

ジェスチャーの合図を使う

数人のグループで話をしているときに、とりとめもない話をしたり、大声で話したり、人の話に割りこんだりしてしまうことはありませんか？　自分がこのようなことをしていることを目立たないように知る方法は、特定の友人との間に、ひかえめな非言語的合図を決めておくことです。あなたが何か相手の気にさわる行動をしていたら、この友人にジェスチャーで合図を送ってもらいます（たとえば、首をかく、耳たぶをひっぱる、咳ばらいするなど）。この方法のいいところは、合図を交わしていることが、あなたと友人にしかわからないことです。「エチケット違反」ごとに合図を決めておきましょう。こうすれば、その場で何を改めるべきかがすぐわかります。

声のコントロールに気を払う

声が大きすぎるとか、早口で話しすぎると言われたことがありませんか？　ＡＤＤがあると、話すペースを決めるのが難しい場合があります。言葉や声の大きさが、走り去る列車のように感じられることもあるかもしれません。声が大きすぎる場合に人が出すサインに注意してください。あなたから離れたり、会話をやめる言い訳を口に出しはじめたりしているかもしれません。もっとゆっくり話すようにと頼まれたときは、これは明らかにあなたが早口で話しすぎている合図です。また、あなたの話を、過度の注意を払って聞いている様子がわかる場合もあります。早口で話していたら教えてくれるように友人に頼んでおくのもいいでしょう。

話に割りこむときは、わびるか説明する

ＡＤＤの特徴のひとつは、意識にのぼったことを忘れてしまう前に、その場ですぐ話さなければならないことです。この必要性があるため、ＡＤＤの人は、他人の話に割りこみがちです。自分が人の話に割りこもうとしていることがわかったら、その場でいったん口をつぐんで、わびましょう。また、話の相手に、今頭に思い浮かんだことをすぐ話さない

と忘れてしまいそうだ、と説明するのもいいでしょう。ＡＤＤの治療薬は、人の話に割りこみがちな人には特に効果があります。薬を服用すれば、自分の番が来るまで、頭に浮かんだことを覚えていられるようになります。薬はまた衝動を抑えてくれるので、割りこもうとする気持ちを楽に抑えられるようになります。

世間話のコツを学ぶ

世間話は、新しい人と知り合ったり、知り合いのネットワークを広げたりするのに役立ちます。あたりさわりのない話題について相手に話しかけるのは、スムーズに会話をはじめるコツです。もしかしたら、「世間話なんかする時間も忍耐もない」とか、「何のためにそんなことをしなければならないんだ？」と思われるかもしれません。でも、考えてみてください。車を走らせるときは、最初からギアをトップには入れないということを。最初から自分の用件を持ち出すよりも、相手を徐々に知ってからそうしたほうが効果的です。もし開口一番、「君の会社には勤め口があるかい？」などとたずねたら、無粋な人間だと思われてしまうでしょう。雑談は人間関係を立ち上げるための潤滑油、いわば、だれもが参加している社交ダンスのようなものです。

世間話は、相手が着ている服をほめたり、一緒にやっていることについてコメントしたりすることではじめることができます。たとえば、「すてきなセーターね」とか「今夜の客足はすごくよかったな」などと言えばいいのです。相手は、あなたに応えるか、さらに話を展開させてくれるかするでしょう。このようにして、世間話は社交的な会話へと発展します。

もしかしたら、話しかけても無視されてしまい、ぶっきらぼうな返事とともに歩み去られてしまうこともあるかもしれません。こんなときは、自分への個人攻撃だとは受け取らないでください。世間話に乗ってこない人もいるのです。内気なのかもしれませんし、あなたの声が聞き取れなかったのかもしれません。こんなときは、また、他の人に話しかけてみてください。友人と一緒のときは、自分がうまく雑談をこなせたかどうかについて、意見を聞いてみてください。友人は貴重なフィードバックをしてくれるだけでなく、相手の反応の理由についても説明してくれるかもしれません。

会話がおわりかけているときを知る

あなたは、相手が会話をおわらせようとしている合図をつかむのが苦手だと感じていないでしょうか？　食事に出かける時間だとか、パーティで、何か飲み物をとってこなければば、と相手が言い出したときは、はっきりと「一緒に行こう」と言われない限り「ここで別れよう」という意味です。また、会話のおわりには、話ができて楽しかったよとか、またあとでね、という言葉をよく使います。あなたに視線を合わせなくなったり、あたりを見回しはじめたときも、相手が会話をおわらせようとしている合図です。こういった非言語的行動に気がついたら、会えて嬉しかったと伝えて、その場を去りましょう。

名前を忘れたときの解決策

ＡＤＤのある人は、なかなか人の名前を覚えられないことがあります。相手によい印象を与えることや巧みなソーシャルスキルを発揮することに気を取られて、会ったばかりの人の名前を忘れてしまうということもあるでしょう。

あなたが誰かと話しているとき、友人が会話に入ってきて、あなたの相手に紹介されたがっているとしましょう。このとき、友人の名前を思い出せなかったら、どうしたらよいでしょう？　このような場合は、いくつか解決策があります。まず、名前を忘れてしまった友人に対して、覚えているほうの友人を紹介する方法です。(「こちら、サトウさんです」など)。正直に忘れたことを告白してもかまいません。「ごめんなさい。名前をすぐ忘れてしまうんです。もう一度お名前を教えていただけますか？」　このようなあなたの誠実さは相手にも伝わるでしょうし、人を誤った名前で呼ぶより、このほうがずっとましです。もうひとつの解決策は、二人に向かって、こう言うことです。「どうぞお二人で紹介し合ってください」。最後の手段は、その場を離れ、近くの人をつかまえて、忘れた名前を聞くことです。

初めて人に会うときには、名前を繰り返しましょう。こうすれば、頭の中にしっかりその名前を留めることができます。たとえば、同僚が「こんにちは。タナカです。よろしく」と言ったとしたら、「こんにちは、タナカさん。こちらこそよろしく」と答えればいいのです。新しい話し方をするのは、最初こそぎこちなく感じるかもしれませんが、慣れるにしたがって楽にできるようになるはずです。

ＡＤＤの人は、名前が覚えられないだけでなく、人の顔を見分けることも苦手なことがあります。これは、「フェイシャル・ブラインドネス」と呼ばれる症状です。もし相手が誰だかわからなかったら、正直に、名前と顔を一致させるのが苦手なのだと伝えましょう。相手に対して誠実に振るまうようにつとめれば、緊張をとくことができます。

自己主張のしかたを身につけよう

過去に拒絶された経験を持ち、友好的な関係を築こうと必死につとめるＡＤＤの人たちの多くと同じように、あなたも自分の権利を守るために立ち上がるのは苦手かもしれません。もし誰かを怒らせたら、嫌われてしまうのではないかという恐れもあるでしょう。でも、あなたの弱みにつけこませるのは、自分にとっても相手にとっても、いいことではありません。

ＡＤＤのある人はよく、自分以外の人はまともで、自分がまともではないと感じます。これは「受動的」な態度です。これは、相手のニーズを自分のニーズより尊重することで、相手に利用されても、自分の権利を主張することはしません。「受動的」な態度の反対は、「攻撃的」な態度です。これは、自分以外の人はまともではなく、自分こそまともだ、と感じる態度で、相手のニーズより、自分のニーズを尊重します。攻撃的な人は、他人に敬意を払わず、相手を罵倒したり、暴力ざたにおよんだりします。望ましいのは、受動的な態度と攻撃的な態度の中間、すなわち「自己主張」ができる人間になることです。自己主張ができる人は、相手もまともで自分もまともであることを認めることができ、自分にも相手にも同じだけの敬意を払うことができます。

「わたしはこう感じる」という表現を使おう

「わたしはこう感じる」や「こう思う」といった言い方は、自己主張をするテクニックとしてとてもいい表現です。たとえば、友人が映画に誘ってきたとしましょう。そして、この友人が、「メガシネマ26でやってる『血まみれスプラッタ映画祭』に行こうぜ」と言ったとします。実は、あなたはホラー映画が嫌いです。受動的な答えをするとしたら、「いいよ、そうしよう」ということになるでしょう。でも、こう言ってしまったら、その映画を観ている間中、気分が悪くなるような思いをさせられることになります。攻撃的な答えの例は、「おまえの人格を疑うよ」などでしょう。こう言えば、その映画を観たくないということは伝わりますが、友人を批判し、その人の判断を疑っていることも伝わってしまいます。自己主張をこめた返答の例は、「ホラー映画を観ると気分が悪くなるような気がするんだ。かわりにコメディはどうだい？」などというものです。こうすれば、ホラー映画には興味はないけれど、それでも友人と一緒に時間をすごしたいと思っている気持ちが伝わります。それに、二人とも楽しめる可能性のある代替案も伝えられます。

正しいエチケットを身につける

社交的なつき合いの場が苦手だと感じている人は、正しいエチケットを学ぶと、苦手意識が少し改善されるかもしれません。正しいエチケットとは、ナイフやフォークの正しい持ち方や人へのていねいな言葉づかいなどです。こういったことは本から学ぶこともできますし、地域の社会人講座などで身につけることもできるかもしれません。

このセクションでは、正しいエチケットを身につけることにおいて非常に重要な2つの局面、すなわち、礼儀正しいふるまいと事実をきちんと伝える方法について学びます。

礼儀正しくふるまう

優れたソーシャルスキルには、他人に対して感謝の念を示すことが含まれます。贈り物をもらったら、その日のうちにお礼状を出しましょう。バースデーパーティなどの機会に贈り物をたくさんもらうようなときは、それぞれのプレゼントを誰にもらったのか、誰かにメモしてもらうようにしましょう。

お礼状用のカードは、すぐに書くことができるように、常に用意しておきましょう。お礼状を書くときは、まず、もらった品物についてふれます。こうすれば、贈り主に、あなたが特別の思いをこめて礼状を書いたことが伝わるとともに、贈り物をもらって喜んでいる気持ちも伝わります。次に、その品物をどこに飾るか、どうやって使おうと思っているのか、といったことを書きます。最後に、もう一度贈り主にお礼の言葉を書きましょう。

次に示すのはお礼状の1例です。

レイコおばさん

楊枝で作られた可愛らしい白鳥の置物をいただきまして、どうもありがとうございました。みんなに見てもらえるように、ガラスの小物キャビネットに飾りました。お心のこもった贈り物を、ほんとうにありがとうございました。

✿キョウコより

たとえその贈り物が気に入らなかったとしても、贈り主にはお礼状を出しましょう。一番大事なのは、相手が贈り物をくれたことを嬉しく思う気持ちで、贈り物そのものではないからです。ちょっとお礼を伝えるだけで、人間関係はとてもなめらかなものになります。

誰かの家やパーティに呼ばれたときは、呼んでくれた人に贈り物を持っていきましょう。ワインや花束や写真立てなどが適当です。飲み物や料理など、何か持参してほしいものがないかどうか前もって確かめるのもよいでしょう。贈り物を渡した場合も、帰宅したあとお礼状を書きましょう。

真実をうまく伝える方法

ＡＤＤを抱える人は、非常に熱しやすくなることがあり、相手を傷つけるようなことを口にしてしまうことさえあります。ものごとをうまく伝えるということは、相手を動揺させることなく、自分の意図することを理解させることです。つまり、きついことを口にせずに、真実を伝える方法です。たとえば、友人から、今着ている服をどう思うか、と尋ねられたとしましょう。「あのね、赤は全然似合わないよ」などと言ってしまったら、失礼にあたります。そのかわりに、「青のほうが似合うと思うけど」と言うことができるでしょう。このほうが親切ですし、自分の意向も伝わります。誠実であることには変わりありません。ただ、もっと感じのいい言い方に変えるだけです。

エクササイズ▼　ロールプレイで人づき合いのコツを学ぶ

人づき合いのうまい友人と一緒に、ロールプレイのテクニックを使って、実際の機会が訪れる前に、人づき合いの方法を予習しましょう。あなたは自分自身の役をし、友人には、相手役を務めてもらいます。次のような場面を演じてみましょう。

・仕事のつき合いで初めて会う人に自己紹介するとき
・バーで、知り合いたい魅力的な人物を見つけたとき
・うっかり人の足を踏んでしまったとき
・衣類を受け取りにクリーニング店に行って、後払いのときに約束されていたディスカウント率が適用されなかったとき

・他の人との話に熱中している誰かに話しかけなければならないとき

そのあとで、この友人に、あなたの「演技」の評価をしてもらいましょう。よかった点は何か？　もっと努力しなければならない点はどこか？　そのあとで、今度は役割を代えてみましょう。友人にあなたの役をしてもらい、あなたは相手役をします。その際、この友人がどのようにその状況をさばくかについて、注意を払ってください。そのあとで、友人が使ったテクニックについて話し合いましょう。なぜ、特定の場面で、そのような行動をとったのか、質問してください。こういった「もしこういう場面に遭遇したら」というエクササイズは、多くのことを教えてくれます。

本章では、ＡＤＤのある人が苦手とするソーシャルスキルを磨く方法について学びました。少しでも進歩がみられたときは、自分をねぎらうことを忘れないでください。人づき合いの点でどのようにふるまったらいいかわからなくなったら、他の人がどのようにやっているか見てみましょう。観察は、最大の教師になってくれることがあります。そして、自分を奮い立たせ、積極的に人の輪に加わりましょう。たとえ失敗しても、心配する必要はありません。失敗の経験からも多くのことが学べるのですから。

優れたソーシャルスキルが身につけられれば、豊かな愛情関係をはぐくむことができます。第9章では、効果的なコミュニケーションと親密な関係を築くスキルを通じて、関係を豊かにする方法を学びます。さらに、人づき合いにおける相互依存関係についても学びます。

第9章　豊かな人間関係を築こう

第8章では、ソーシャルスキルを向上させる方法について学びました。これは、あらゆる人間関係を築く積み木のようなものです。ソーシャルスキルが人間関係を築く手助けをしてくれるとはいえ、築いた関係を持続させることもまた、ADDの人にとっては、かなりの難問です。

ADDを抱える人たちの間における離婚率や再婚率は、ADDを持たない人たちより高いという統計があります（*Weiss, Hechtman, and Weiss 1999*）。その理由のひとつは、ADDのある人の行動がパートナーの誤解を招きやすいことにあるかもしれません。たとえば、ADD

の夫が妻の誕生日を忘れたとき、ＡＤＤではない妻が、自分のことをないがしろにされたと誤解することもあるでしょう。もうひとつの理由は、飽きやすく、多様性を好みがちなことにあるかもしれません。このような傾向は浮気を招き、その結果、離婚につながることがあります。また、たんに結婚生活に飽き、束縛されない生活を望む人も多いでしょう。

本章では、ＡＤＤの人たちが直面する人間関係の個々の問題について考え、長く続く良好な人間関係を築くすべを学びます。

自分の行動が誤解を招く可能性を自覚しよう

忘れっぽい、話に割りこむ、とっぴな行動をとる…というようなことは、他の人の目に、礼を欠き、人の気持ちを無視した行動として映ることがあります。とはいえ、このような行動の原因は、ＡＤＤを抱えていることにあります。ＡＤＤがあるからといって、このような行動が許されるわけではありませんが、なぜそういった行動をとってしまうのかを理解する糸口にはなります。

世の中の大多数の人にはＡＤＤがないため、このような行動は社会的に容認されません。

あなたの行動が誤解を招くようになると、愛情関係もぎくしゃくしてきます。たとえば、仕事帰りに牛乳を買ってくるのを忘れたとしましょう。あなたのパートナーは、これを個人攻撃と誤解して、頼んだのに無視されたと感じるかもしれません。でも、あなたにとってみれば、他にも買わなければならない物がたくさんあったため、ただ牛乳を忘れただけだったのです。

もしパートナーが何かを頼んできたら、その内容を反復するという、ここまでの章で学んだテクニックを活用しましょう。そうすれば、頼まれた内容がはっきりするだけでなく、記憶に刻みこみやすくなります。さらに、相手の話に耳を傾けていること、そしてそのニーズに応えようとしていることも示せます。

ＡＤＤを理解してもらおう

人は、自分が理解できないことにいらだったり腹を立てたりするものです。あなたの人生における大切な人たちが、ＡＤＤがもたらす症状や行動について知識を持ち合わせていない可能性は充分にあります。ＡＤＤについて知ってもらうことは、よりよいコミュニケーションと理解への扉を開く鍵です。

あなたにとってかけがえのない人たちに、本書を渡しましょう。そして、この本を読めば「ＡＤＤの世界」ではものごとがどのように見えているかが少しわかるはずだと伝えてください。また、自分のある種の行動が相手をいらだたせるのがわかっていることも伝えましょう。そして、そういったことは自分にとってもいらだちの原因であり、わざと相手をいらだたせようとしているのではないとわかってもらってください。

とっておきの質問をしよう

今度、だれかがあなたの行動に腹を立てているとき、自分では何をしたのかわからないという事態が生じたら、「今、僕（わたし）がすべきことは何なのか教えてほしい」と頼んでみましょう。この質問を投げかければ、相手は立ち止まって考え、怒りも少し収まるでしょう。その答えを聞けば、自分の何が相手を怒らせたのかがはっきりするはずです。場合によっては、相手が自分に腹を立てたのではなかったとわかるかもしれません。また、あなたの大事な人も、あなたのニーズがわからなくて困るときは、この質問をあなたにするようにすると、疑問の解消に役立つでしょう。

批判されているという自分の思いこみを自覚しよう

ADDのある人は、拒絶されることに対して過敏になりがちですし、他人のムードについても神経質になることがあります。相手のムードの原因が自分とはまったく関係ないところにあるのに、自分に対して腹を立てているのではないかと勘ぐってしまうこともあります。誰かが意地悪な目つきでこちらを見ていると思ったり、自分が何かをしたからではないのかと感じたときは、相手が自分を批判しているのではないかと思いこんでいるときです。つまり、他人の行動に誤った意味づけをしているのです。今までに批判されたり、拒絶されたりした経験がある人は、自分が悪く思われていると思いこみがちです。でも、いつも自分が批判されていると思う必要はないことを思い出しましょう。たとえ誰かがあなたに腹を立てていたとしても、それは相手の問題であって、自分の問題ではありません。

ADDを「隠れみの」に利用しているのではないかという批判への効果的な答え方

ときおり、友人や親類から、本当は、あなたはADDなど抱えていないのに、ADDを自分の行動に対する言い訳や「隠れみの」に利用しているのではないかと言われることがあるかもしれません。たとえば、人の話に割りこんでしまったときに、ADDのせいだと説明すると、「責任をとろうと思ったことなんかあるのかい？　すべてADDのせいにするんだろ？」というような返事が返ってくることもあります。そのときに答えるべき自己主張のある返事は、次のようなものです。「僕（わたし）は、ADDを抱えていると伝えることで、自分の責任をはたしているんだ。ADDがあるからといって自分の行動が許されるとは思っていないが、このような行動に出てしまう理由がADDにあることは理解してもらいたい」

また、あなたはADDではなくて、たんになまけ者でやる気がないのだと決めつけてくる人もいるでしょう。とりわけ、そのような言葉を愛する人の口から聞いたときは、ADDを補うために一生懸命努力しているだけに、とてもつらい思いをさせられます。そんなときは、次のように答えたらいいかもしれません。「僕（わたし）がなまけ者だと決めつけられることは、僕のためには何もならない。なまけ者だと呼ばれると、とても傷つくんだ。僕（わたし）は人生をよりよくするために必死に努力しているのだから」返事を「僕（わたし）はこう感じる（こう思う）」という表現を使って返すのは、相手を批判せずに、自分の気持ちを伝える効果的な方法です。

社会的な相互依存関係を学ぶ

社会的な相互依存関係とは、「君が何かしてくれるなら、僕も何かしてあげる」という持ちつ持たれつの関係をかっこうよく表現したものです。ADDの人は、相手に対して何かしすぎたり、相手から何かをもらいすぎたりすることがよくあります。これでは、相互関係はアンバランスなものになってしまいます。社会的な相互依存関係を理解するために、銀行の預金にたとえて考えてみましょう。

銀行に貯金するようなもの

銀行にお金を貯金するときは、必要になったときに、その金額が引き出せることが前提条件です。でも、貯金をまったくしてこなかったらどうでしょう？　もちろん、お金を引き出すことはできません。同じことは、人間関係についても言えます。

友人に頼みごとをするということは、銀行にたとえて言えば、貯金を引き出すことです。

もし、その人を助けたり、好意を示すことによって、「しあわせ」口座に貯金をしてきていなかったら、その「貯金」を引き出す（あなたに好意を示してもらう）ことは難しいでしょう。ですから、人の口座に預けた自分の「預金残高」にいつも気をつけるようにしましょう。健全な人間関係とは、ギブ・アンド・テイクのバランスがよくとれた関係です。

人に利用されないようにする

反対のケースも起こりえます。つまり、相手に預金を払いすぎてしまう場合です。ＡＤＤがあって、友人を作ることに困難を抱えている人は、相手に気に入ってもらいたいという気持ちが人一倍強いかもしれません。友人が何度も頼みごとをしてきて、そのつど助けてあげたのに、いざこちらから何か頼みごとをすると断られてしまう、というようなこともあるでしょう。このような人に手を差し伸べてから、見返りが充分でないと腹を立てるかわりに、この相手との関係は健全なものであるかどうかについて考えてみましょう。

妥協することを覚える

「結婚生活を続けるか、自分の意見を主張するか、いずれかひとつ」ということわざがあります。妥協とは、みなが勝者になれる関係です。とはいえ、妥協点に達するには、互いに歩み寄る努力をしなければなりません。夫婦や恋人の関係では、妥協が必要な分野が2つあります。これは、二人で楽しむ活動と家事です。

互いに楽しめる活動を探す

ほとんどの人にとって理想的な休暇とは、「何もしないで」リラックスできる環境に身を置くことでしょう。でも、このような休暇は、ＡＤＤの人にとっては、欲求不満をつのらせる機会になることがあります。ＡＤＤの人は、休暇中であっても何らかの活動をし続けたがります。出かけるときも飽きないようにと、余分なものまで荷物につめこみがちです。

とはいえ、お互いが妥協することは可能です。何か学習したり実行したりする機会とリラックスできる機会をもりこんだ休暇を探せばいいのです。「学びの旅」とは、料理教室、カルチャーツアー、スパ、考古学、自然研究などの活動がもりこまれている休暇のすごし方です。このような旅は、ＡＤＤの人たちに知的な刺激や活動を提供し、それ以外の家族にはリラックスできる環境を提供するという、両方の長所を備えています。

家事を分担する

第4章で、時間管理をうまく行うには、仕事を他の人に分担させることが大事であることを学びました。家事も分担するのが好ましいのですが、実際に自分の担当作業を覚えていられるかどうかが問題です。あなたのパートナーは、いちいち家事の分担について注意を促さなければならないことにまいってしまうかもしれません。自分の番や担当を忘れないようにするには、冷蔵庫の扉に家事分担表を貼っておくといいでしょう。また、二人で腰をおろして、それぞれどの仕事がしたいかを話し合いましょう。たとえばあなたには、洗濯よりも芝刈りのほうが向いているかもしれません。

家事の量がこなせないほど多いと思われたら、何か省くことを考えましょう。たとえば、キッチンの調理カウンターは、毎日拭く必要がありますか？　また、もし余裕があれば、1週間に一度プロの家事手伝いの人に来てもらうのも一案です。もったいないと思われるかもしれませんが、家庭平和のことを考えれば、むだな出費ではありません。

怒りをコントロールする

第6章で、ＡＤＤのある人は、怒りをコントロールするのが難しい傾向にあることを学びました。ＡＤＤの人では、ふつうの人より急激に怒りの感情がわき起こります。ふつうの人には気にならないことにも激しく反応してしまうことがあるのです。人は怒りを感じると、最も身近な人、つまり家族にそのほこさきを向けがちです。ＡＤＤの人は、暴走する列車のように怒りを爆発させることがあります。それによってどれほど人や自分を傷つけたか気づいたときには、もう手遅れだということも少なくありません。

タイムアウトをとろう

怒りを身近な人に撒き散らすとほっとできるかもしれません。そして、一時的には気分がよくなるかもしれません。でも、冷静になったときに罪悪感と後悔の念が襲ってきます。あなたの激怒によって、家族も深く傷つきます。

このような感情の爆発を避ける方法があります。冷静さを失いそうになったときには、タイムアウトをとりましょう。怒りを感じたときに行く場所を、家の中に作りましょう。家族には前もって、この場所にとじこもったときは、邪魔をしないこと、そして必要なだけそっとしておいてくれるよう頼んでおきましょう。気分を害した相手と話す心の準備ができたときは、「わたしはこう感じる（こう思う）」という表現で、自分の気持ちを伝えましょう。

家族や友人と出かけた場所で、圧倒されるような気分になることがあるかもしれません。これは、まぶしい光、インターホンから流れる声、雑踏に満ちた店内など、感覚刺激に満ちた場所で起こる可能性があります。感覚的に圧倒されてしまいそうになったときは、一緒にいる人にそのことを伝え、外や車の中で待つと伝えましょう。また、家に戻る必要があるか、あるいは、他の人の買い物がすむまで待っていることができるかどうかについても伝えましょう。店内に留まってイライラをつのらせるより、ひとりで外に出たほうが、ずっといい結果を招きます。

「口論の時間」を設ける

最高の関係とは、口論がともなわない関係ではありません。実のところ、効果的に言い争いをする夫婦のほうが、円満な関係を築ける可能性が高いのです。秘訣は、「効果的な」口論をすることです。あなたはパートナーと何度も同じことについて言い争い、結局何の結論も出せなかった経験がありませんか？　効果的な口論の目標は、自分の意見を相手に理解させ、できれば互いに妥協点をみつけることにあります。

「口論の時間」を1週間に一度設けましょう。何について口論するかは、前もって決めておきます。その時間がきたら、タイマーを15分間に設定します。第8章で学んだ「わたしはこう思う（感じる）」という表現を使って、その問題について思うことを話してください。タイマーが鳴ったら、今度は相手の番です。たとえ自分の話が終わっていなくても、相手と代わってください。ここでも、タイマーは15分間に設定します。あなたのパートナーも、「わたしはこう思う（感じる）」という表現を使って話します。タイマーが鳴ったら、この件についての「言い争い」はおわりです。この30分間の制限時間内に解決策がみつからなくても、互いの気持ちを伝え合い、会話をしたことにはなります。解決策はおのずと浮上してくることでしょう。予定された口論は、良好なコミュニケーションの土台を築いてくれます。派手なけんかをしたり、相手を無視するようなことも起こりにくくなるでしょう。

自分のあやまちを素直に認める

ＡＤＤのある人は、自分のまちがいに気づいたあとでも、さかんに自己弁護につとめる傾向があります。ＡＤＤの人の中には、生来がんこな人もいます。あやまることは、相手のふるまいを容認することでも、相手の意見に賛成することでもありません。そうではなく、相手に対して、自分がフェアな態度をとらなかったこと、または相手を尊重しなかったことを認めることです。もし誰かを侮辱してしまったと感じたら、素直にあやまりましょう。「ごめんなさい」の一言は短くても、二人の関係にもたらすインパクトは小さくありません。

「だからそう言ったじゃないか」という言葉は、たとえ自分が正しいとわかっていても、使わないようにしましょう。この言葉は相手を傷つけますし、あなたのためにもなりません。きっと相手にも、あなたが正しいことがわかっているはずです。傷口に塩をすりこむようなことはやめましょう。

自分に合ったパートナーを探そう

たとえADDが二人の将来に与える影響を不問にふしたとしても、自分にぴったり合ったパートナーを探すのは大変なことです。ADDのある人は、恋愛関係をはじめると見さかいなくのめりこんでしまう可能性があるので、どのような相手を探しているのか、あらかじめはっきりとした考えを持っていたほうがいいでしょう。これには、自分と同じようにADDを抱えている相手を選びたいのか、あるいはそうでないのか、ということも含みます。自分が恋人に何を求めているのかをあらかじめつかんでおけば、その後の関係が順調に運ぶ可能性は高くなります。

自分がパートナーに求めていることを紙に書き出してみましょう。自分の家族とうまくやれる人、旅行が好きな人、料理がうまい人、アウトドア派、などがその例です。自分が飼っている犬を気に入ってくれる人、などということでもかまいません。具体的に書けば書くほど効果があります。

特別な人に出会ったと思ったときに、このリストを取り出して、どれだけ自分の理想に一致しているか調べてみましょう。一致しない点については、それをあきらめても構わないかどうか考えてみましょう。判断基準は、そのような点が自分にとってどれほど重要であるかにかかっています。

パートナーとの肉体関係を豊かにしよう

ADDのある人は、ふつうの人より浮気をしやすい傾向にあります。その一方で、性的欲求が弱いことも少なくありません。浮気に走るのは、すぐに関係に飽きてしまうからです。ADDの人の多くは、恋愛当初、全力で熱烈な関係にのめりこみます。

ADDを抱える人の性生活には、多様性のある性生活を楽しみたいという思いと、パートナーに忠実でいたいという思いのジレンマが生じます。でも、1対1の恋愛関係を保ちながら多様性を楽しむことは不可能ではありません。この2つは水と油の関係ではないのです。性生活を多様化するには、さまざまな体位や場所を選べばいいでしょう。ADDの人の中には、同じ場所を同じ方法で何度も触れられることを嫌がる人もいます。そんなときは、触れ方に変化をつけてくれるようパートナーに頼んでみましょう。

性的欲求が弱いということは、セックスに興味がないということです。まるで、やるだけの価値がないことのように思えるのです。ＡＤＤに関連して生じることの多いうつ状態も、性的欲求を弱くさせます。また、セックスの最中に注意散漫になることがこの問題を引き起こしている場合もあります。性的欲求の弱さが、相手に魅力を感じていないからではないことをパートナーに説明するのは、とても大事なことです。集中できないため、オルガズムを感じることができない場合もあります。性的欲求が弱かったり、集中することが難しいと思えた場合には、医師に相談しましょう。次章で学ぶ治療薬も、集中力を向上させてくれます。

性的行為を長く続けると、圧倒感にのみこまれたり、感覚刺激に過剰にさらされるような気持ちになることがあります。こんなときは、集中力を持続させるために、行為を短くすませる必要があるかもしれません。パートナーとのコミュニケーションをうまく図ることも、性生活を豊かにすることにつながります。

予想外の妊娠を防ぐ

毎年、ＡＤＤを抱える多くの人が予想外の妊娠に直面していますが、予想外の妊娠は、恋愛関係に大きなストレスを与えます。予想外の妊娠がふつうの人よりＡＤＤの人の間に多い理由は2つあります。まず、ＡＤＤの女性が経口避妊薬（ピル）を服用している場合、毎日薬を飲むことを忘れてしまうということがあります。もうひとつの理由は、ＡＤＤの人は衝動的な行動に出る傾向があり、情熱が燃え上がったときにコンドームの使用を忘れたり、ときにはわざと使用しないことを選択してしまうためです。これは、予想外の妊娠のリスクを高めるだけでなく、性感染症にかかるリスクも高めてしまいます。

性感染症の最善の予防策はコンドームですが、ＡＤＤの人は、もっと簡単で確実な避妊手段を考えたほうがいいかもしれません。

外部の支援を求める

パートナーとの関係や生活の質を高めようと努力しても、思うような結果が得られない場合もあるでしょう。こんなときは、中立的な立場にいる第三者の支援を受けることができます。パートナーとの関係がマンネリになってしまったり、暗礁に乗り上げてしまったと感じたときには相談してみるといいでしょう。

カウンセリングは、あなたにだけでなく、家族のためにも役立ちます。カウンセラーの中には、夫婦や家族問題を専門に扱うカウンセラーもいます。初めてカウンセラーに連絡をとるときは、夫婦や家族の問題を扱っているかどうか尋ねてみましょう。また、ＡＤＤを抱える人の問題を手がけたことがあるかどうかも聞いてみましょう。

カウンセラーに連絡するときには、費用についても尋ねてください。さらに、支払いの際に保険が使えるかどうか、さらには、相談した際に全額支払い、その領収書を保険会社に送って保険を請求することになるのかどうかといった質問もしてかまいません。保険が適用される場合、その適用額は、加入している保険会社によって異なります。ただし、保険を請求すると、その情報（診断内容を含む）が将来、健康保険、生命保険、傷害保険に加入する際の障害になる可能性があることは知っておいてください。

本章では、恋愛や夫婦関係を豊かにする方法および家族や友人とのコミュニケーションを向上させる方法について学びました。

第10章　ＡＤＤの治療薬

最終章では、ＡＤＤに効果があると判明している治療法、すなわち薬物療法について学びます。ＡＤＤは生物学的問題でもあるので、現在のところ最も効果的な治療は、薬を服用することです。

薬剤は、ＡＤＤの他の対処策をいっそう効果的に働かせる土台を築いてくれます。第1章で述べたように、ＡＤＤの人たちは、脳内の化学物質「ドーパミン」のレベルが低いことが研究でわかっています。ドーパミンのレベルが低いと、体は、本人も気がつかないうちに、ドーパミンのレベルを高めようとします。ドーパミンのレベルを高める行動には、そわそわする、ギャンブルをする、カフェインや違法薬物、食べ物などを摂取する、たばこを吸う、酒を飲むことなどが含まれます。薬剤を用いれば脳内のドーパミンのレベルが高まるので、このような危険な行動なしに、気分を和らげることができます。

薬剤はADDを治すものではありませんし、ADDの症状を完全に取り除くものでもありません。そのうえ、薬剤がすぐに効くとも限りません。でも、少なくとも、毎日の生活がうまくやれるようにする何らかの違いはもたらしてくれます。この小さな差異が1年間続くとすれば、これは大きな変化になります。

よく信じられている誤った考えに、ADDの治療薬*には依存作用があり、中毒になるというものがあります。かつてADDの治療に使われた薬剤の多くは中枢神経刺激剤でした。これは、覚せい剤と同じカテゴリーの薬剤です。しかし違法薬物とは異なり、ADDの治療に使われる中枢神経刺激剤はアメリカ政府が認めたもので、医師による処方にしたがって摂取すれば中毒になることはありません。実のところ、ADDの治療に中枢神経刺激剤を使用している人が薬物乱用に陥る率は、この薬を使用していない人たちよりもはるかに低いのです（*Wilens et al. 2003*）。その理由は、ADDの治療に薬剤を使用することにより、脳内のドーパミンのレベルを安全な方法で高めることができるためです。

また、ＡＤＤへの治療薬として、トフラニール（イミプラミン）やノリトレン（ノルトリプチン）などの「三還系抗うつ薬（ＴＣＡ）」や、「気分安定薬」と呼ばれる薬剤が処方されることもあります。これは、ＡＤＤの人たちの多くが抱えている、うつ、不安症、気分のむらなどに対処するためです。

＊日本ではコンサータ、ストラテラが認可されているが、成人には適応がない

薬を飲むことを忘れずに！

ＡＤＤの人は、薬を飲んだかどうか思い出せないことがあります。そのため、７日分のしきりのついたピルケースを買いましょう。こうすれば、薬を飲まなければならないことを思い出すことができますし、誤って２回分服用してしまうようなことも避けられます。１週間のはじめに薬をピルケースに入れ、必ず同じ曜日に補充するようにしましょう。

ADD治療薬を処方するのは？

医師資格を持つ人ならだれでも薬剤を処方することができますが、ADDを専門とする医師に相談したほうがスムーズに薬を出してもらえるでしょう。医師は時間をかけて、あなたのADDの症状を聞き取り、的確な診断を下すための専門検査を行います。医師は治療経過を観察するために、このようなアセスメントを、初回診察時だけでなく、フォローアップの診察でも行うように求められています。

医師の探し方

次に掲げるリストの機関や人にコンタクトをとって、大人のADD治療薬を処方してもらえる医師や機関を推薦してもらいましょう。

- **ADDのサポートグループ**
- **プライマリケアの医師（一般医・かかりつけの医師）**
- **親類**
- **ADDを持つ友人**

・ADDの子どもを持つ親
・児童精神科医
・ADDを専門とする心理士

診察

ADD専門医に初めてかかるとき、医師はおそらく1時間ぐらいかけて診察を行うことでしょう。質問の内容はふつう、次のようなトピックに関するものになります。

・今一番困っていること
・現在と過去におけるADDの症状
・食生活と睡眠習慣
・既往歴（現在使用している薬、薬のアレルギー、発作歴、頭部外傷の有無）
・ADD、うつ病、不安障害、薬物乱用、双極性障害、統合失調症の家族歴
・学歴
・法律上の問題

・**職歴**

医師がこのような質問をするのは、あなたの状況をできるだけ詳しく評価するためです。医師は正確な「ベースライン」、すなわち治療を開始する前の患者の現在の状態を正確につかむようつとめます。ですから、情報は多ければ多いほど役に立ちます。ベースラインは、治療の効果がどれだけ出ているかを医師が判断する手がかりになります。

医師の診断を受ける前に、情報を文字で書き起こしておくと役に立つでしょう。本章の最後に掲げたエクササイズは、この作業を助けてくれます。また、医師が状況をつかむのに役立つと思われる書類があれば、それも持っていきましょう。今までの既往歴、あなたの行動を心配している恋人や配偶者が書いた手紙、子どものころの通知表や報告書、今までに受けた心理検査の結果など、どれもみな役立ちます。診察を受けるときに、パートナーや配偶者など、あなたにとって一番大事な人と一緒に行くのもいい考えです。ADDの人は自分自身の行動を評価することが苦手であるという複数の研究報告があります。そのため、あなたのことを案じている人のほうが、あなたよりも正確に状況を伝えることができる場合があるからです（*Quinlan 2000*）。

診察室では、大人のＡＤＤに関する自己申告用チェックリストの記入を求められるかもしれません。チェックリストの例としては、コナーズ成人用ＡＤＤ評価尺度、成人用注意欠陥尺度などがあります。医師はまた、脳の前頭葉の機能状態を測るコンピュータ検査を行う場合があります。たとえば、画面にある文字があらわれたときだけマウスをクリックし、他の文字の場合はクリックしない、というような検査です。

医師の診察を受けるときは、自分の直感を大事にしましょう。自分の疑問に適切な答えが与えられ、最終的に医師からの評価は深いものだったと感じられることが大切です。質問をすることは、失礼なことではありません。かえって、治療方法に関する質問にはっきりした答えを出さないような医師には、注意したほうがいいでしょう。

薬が効きはじめるにはしばらくかかる場合があることも忘れないでください。また、あなたにとって最適な薬を探すために、投与する薬剤を医師が途中で変更する場合もあります。もし何か納得できないことがあれば、他の医師を探して、セカンドオピニオンを求めてください。ＡＤＤは慢性的なものですから、長期間にわたり医師の協力を得て治療することが必要になるかもしれません。そのため、信頼できる医師を探すのにかける時間は決してむだにはならないでしょう。

エクササイズ▼　あなたを支援してくれる医師にあなたも協力しましょう

最初の診察は緊張するものです。充分に準備するにこしたことはありません。次の「初診用メモ」に情報を記入して、診察時に持参しましょう。そうすれば医師に伝えたい内容を思い出すことができます。

本章では、ＡＤＤを改善するための薬物療法について学びました。

初診用メモ

氏名＿＿＿＿＿＿＿＿＿　　日付＿＿＿＿＿＿＿

●診察を受けに来た理由

●この診察で何を得たいのか

●薬の服用により、何を得たいのか

●現在服用している薬（該当する場合）

薬剤名	服用量	いつ服用するか
1.		
2.		
3.		
4.		

●アレルギー物質

● ADD について診察を受けた他の医師やカウンセラー

● ADD について今までに服用した薬剤、およびその副作用

おわりに

本書全体を通して、ＡＤＤがあなたの人生に与えている影響について知り、人生の質を高めるすべを身につけてきました。次のエクササイズを行い、本書を読みはじめてからどれだけのことが身につけられたか、チェックしてみましょう。

エクササイズ▼　どれだけ身についたか調べてみよう

おそらくあなたは本書を読みはじめたとき、ＡＤＤとそれにまつわる問題への答えや、それらを改善するためのコツを探していたことでしょう。ここで、本書を通じてどれだけのことを身につけることができたかを、ふりかえってみましょう。あなたは、次のことを学んだはずです。

・ＡＤＤの症状
・ＡＤＤにまつわる誤解と事実
・ものごとを整理する能力を高めるための対策
・身の回りの物をなくさないようにするための手段
・金銭管理能力を向上させる方法
・自分の人生を健全でバランスのとれたものにする方法
・自分に一番適した職業の探し方
・ソーシャルスキルを向上させる方法
・人間関係を豊かにする方法
・ＡＤＤの治療薬

では、次の質問に答えてみましょう。

・本書を読む前、ＡＤＤについてどう考えていましたか？
・その考えは、どう変わりましたか？

・本書を読み始めてから、自分のどの点が変わりましたか？
・本書を読みはじめてから、家族や友人のどの点が変わりましたか？
・ADDを抱えていることに関して学んだ最も重要なことは何ですか？
・もっと努力が必要なことは何ですか？
・1年後に達成していたい目標は何ですか？
・5年後に達成していたい目標は何ですか？

人生のある局面がうまくいっていないときは、本書の該当する箇所と自分で書いた目標を読んで、人生の航路を軌道に戻しましょう。人生とは途中経過そのものであり、到達地点ではないということを思い出してください。

〈訳者あとがき〉

ＡＤＤは、「注意欠如・多動性障害*」の「不注意優勢型」と定義されています。けれども、こういった問題が果たして「障害」なのかどうかについても未だに議論が続けられていますし、日本では子供の問題だととらえられ、年齢が上がるにしたがって解消するものとみなされてきたため、大人向けの治療薬すら存在しないというのが現状です。

とはいえ、ＡＤＤの症状に悩んでいる大人は現実に存在します。本書でも、問題行動の内容自体は変わるとしても、ＡＤＤを持ち続けて大人になる人は少なくないと著者は述べています。助けを求めている人はたくさんいるのです。もし少しでも症状を改善する方法があるのなら、大いに活用したいところでしょう。本書はそういった方たちのために、何よりも実践的で、すぐ使えるものであることに重点を置いて書かれました。「はじめに」にあるように、どこから読んでもかまいませんし、使えるヒントだけをつまみ食いしてもかまいません。けれども、本書には日常生活を楽にしてくれるヒントが満載されていますから、できれば全部に目を通すと一層役立つことでしょう。全体像がつかめれば、問題と取り組むのもずっと容易になるにちがいありません。

本書には、思い切ったアドバイスもたくさんあります。たとえば、「電話は自分のためにあるもの。だから必ずしも常にその場で応えなくてもいい」、「家電専門店などでよく勧められる延長保証は、結局なくしたり忘れたりしてしまったら意味がないので、きっぱり断ろう」、「部屋が散らかっていると視覚的ストレスが増すので、とりあえず、おおって隠してしまおう」などなど。こういったアドバイスは、信頼できる人にはっきり言ってもらえると、実行しやすくなるものです。本書の著者は、自らＡＤＤを抱えるＡＤＤの専門家です。せっかくの専門家のアドバイスを活用しない手はありません！

ひとつお断りしなければならないのは、薬物治療に関する第10章のことです。この章に関しては日米の状況がかなり異なるので、混乱を避けるために内容を少し編集させていただいたところがあります。著者は、薬物療法には大きなメリットがあると考えていますが、さきほども述べたように、残念ながら日本では、大人のＡＤＤとしての適用がある治療薬は、現在のところありません。二〇〇七年一〇月にメチルフェニデート（商品名リタリン）

の適用が禁じられ、かわりにメチルフェニデート徐放剤（コンサータ）が承認されましたが、この薬の適用は一八歳未満に限られています。また二〇〇九年六月からアトモキセチン（ストラテラ）が小児の治療薬として販売され始めましたが、適用は同じく一八歳未満です。二〇一〇年現在、多くの専門家の働きかけにより見直しがはかられ、数年内には、いくつかの治療薬が大人のADD治療薬として認可される可能性があります。ただし、治療薬はあくまで状況を楽にするための補助的な手段です。ご自分の生活を少しでも送りやすいものにする努力は、依然として必要になるでしょう。

もうひとつ助けになるのが、サポートグループです。インターネットを検索すれば、同じ悩みを抱える人たちのグループがいくつもみつかります。また専門医をはじめ、地域の支援・相談機関（発達障害者支援センター、地域療育センター、地域障害者職業センターなど）に相談してみるのも一案です。困ったときはひとりで悩まないで、ぜひほかの人の力も借りてください。

本書が、みなさんの暮らしを楽にするのに少しでも役立つよう、願ってやみません。

平成二十二年四月

中里京子

＊二〇〇八年六月に日本精神神経学会から「精神神経学用語集 改定6版」が発表され、それまで「注意欠陥／多動性障害（略語は AD／HD）」と表記されていた attention-deficit/hyperactivity disorder の訳語が「注意欠如・多動性障害（略語はADHD）」に修正されました。

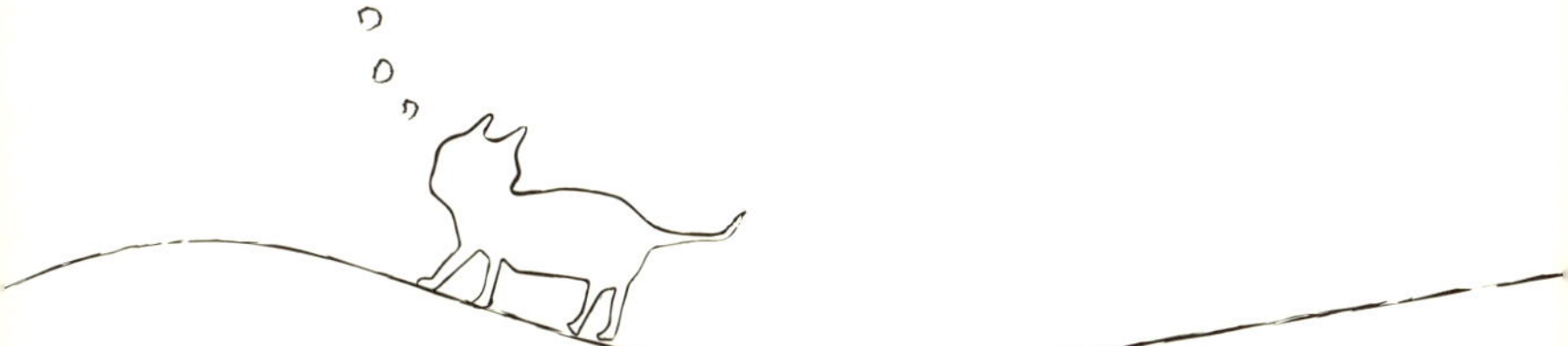

◆監修者略歴

大野　裕（おおの　ゆたか）

1950年生まれ。慶應義塾大学医学部卒業。医学博士。現在、慶応義塾大学教授（保健管理センター）、日本認知療法学会理事長、Academy of Cognitive Therapy 会員。著書『こころが晴れるノート——うつと不安の認知療法自習帳』（創元社）、『「うつ」を治す』（PHP新書）、監訳書『アーロン・T・ベック——認知療法の成立と展開』（創元社）、共訳書『うつと不安の認知療法練習帳』（創元社）ほか多数。認知療法活用サイト http://cbtjp.net 監修。

◆訳者略歴

中里京子（なかざと　きょうこ）

1955年、東京生まれ。早稲田大学卒。主な訳書に『ピアノ・レッスン』（学樹書院）、『乳幼児突然死症候群』（メディカ出版）、『ハチはなぜ大量死したのか』（文藝春秋）など。国際医学会 A-PART（the International Association of Private Assisted Reproductive Technology Clinics and Laboratories）事務局担当。

◆著者略歴

Stephanie Moulton Sarkis, Ph.D.（ステファニー・モールトン・サーキス）

サーキス博士は、フロリダ州ボカラトンを拠点にして活躍している全米認定カウンセラー（NCC）および認定メンタルヘルス・カウンセラー（LMHC）。博士自身もADHDを抱えており、自らの経験を生かして、あらゆる年齢の人々がこの障害と取り組み、豊かな人生を送れるように手を差し伸べている。フロリダ大学で精神衛生カウンセリングの博士号を取得し、現在はフロリダ・アトランティック大学で、カウンセラー教育における非常勤准教授を務めながら、ADHD／ADDを抱える子供たちと大人のカウンセリングにあたっている。著書3冊。ADHDと脳機能の研究において国際的に知られ、国内の賞も受賞している。CNNの『ヘルス・ミニット』、フォックスニュース、ABCニュースなどをはじめ、多数のメディアの取材も受けている。

編集協力　　中森拓也
装丁・デザイン　長井究衡

きっと上手《うま》くいく10の解決法《かいけつほう》シリーズ

大人《おとな》のADD

慢性的《まんせいてき》な注意《ちゅうい》欠陥《けっかん》を克服《こくふく》するメソッド

2010年4月20日　第1版第1刷発行

著　者……
ステファニー・モールトン・サーキス
監修者……
大野　裕
訳　者……
中里京子
発行者……
矢部敬一
発行所……
株式会社創元社
http://www.sogensha.co.jp/
本社　〒541-0047 大阪市中央区淡路町4-3-6
TEL.06-6231-9010(代) FAX.06-6233-3111(代)
東京支店　〒162-0825 東京都新宿区神楽坂4-3 煉瓦塔ビル
TEL.03-3269-1051
印刷所……
株式会社太洋社

ISBN978-4-422-11483-5 C0011

＜検印廃止＞